MATLABで学ぶ生体信号処理

博士（工学） 小野 弓絵 著

コロナ社

ま え が き

　本書は，C 言語などのプログラミングの基礎を学習した経験のある大学生，大学院生や，新たに生体信号処理研究をはじめようとする研究者のために，生体信号処理（特に脳波・心電図・筋電図・fNIRS の解析）という観点から数値解析ソフトウェア MATLAB の使い方を実践的に解説したものです。医学系研究者など，プログラミングの知識がない方でもMATLAB で（研究に必要な）どんな処理ができるのかが理解できるよう，多数の例を挙げ，ダウンロード可能な生体信号データを提供して，自習形式で MATLAB プログラミングの基礎が身に付くよう配慮しました。

　脳波や心電図，筋電図など，生体上の一つまたは複数の測定部位からデータを取得する生体信号はしばしば「測定点×時系列」の 2 次元の行列（数値データの配列）として記録されます。MATLAB はこうした行列データの演算を，すでに用意された関数を使って直感的，かつ効率的に行えるという利点があります。2000 年代の初頭から現在にかけて，MATLAB上で動作する機能的 MRI・脳波・心電図データの解析ソフトウェアが数多く一般に公開されてきており，工学者だけでなく，生命科学，医学，心理学などの研究者が MATLAB を用いて生体信号の収集や，データ処理を行うようになってきています。こうした生体信号解析用の MATLAB ソフトウェアの多くはグラフィカルユーザーインターフェース（GUI）を提供しているため，論文等で内容を理解したうえで，マニュアルに沿ってデータを入力し，クリックをしていくと解析結果にたどり着くことはできます。しかし研究を進めていく中で，これらのソフトウェアで提供されている個別の機能を目的に合わせて変更したり，拡張したりする必要も出てきます。そのためには MATLAB プログラミングの知識が必要になりますが，一般的な MATLAB の参考書はソフトウェアの多岐にわたる関数を網羅的に紹介するだけにとどまるものが多く，生体信号の解析で多用される周波数解析や加算平均処理，フィルタ，平滑化，統計解析といった具体的なニーズに沿って MATLAB 関数やプログラム手法を解説した書籍はありませんでした。この本は，筆者が自分の研究室の学生や共同研究者と研究を進めていくにあたって使用している生体信号処理の MATLAB プログラムをもとに，各生体信号処理のプロセスをなるべく一般化して示したものです。研究室単位でのゼミ形式での講義にも活用できるよう，内容を目的別の章に区切って学習できるようにもしてあります。

　MATLAB を触るのがはじめてという方は，1 章と 2 章に沿ってまず独習してみてくださ

い。大学の授業などで MATLAB を使ったことがあり，操作はだいたいわかるという方は，3
章以降の内容から，各自の目的に沿ったものを参照してください。なお，本書で用いたコン
ピュータの OS は Windows 7（64bit），MATLAB のバージョンは MATLAB R2017b（1 〜 3 章）
と MATLAB R2014a（4 章以降）となっています。MATLAB は年に 2 回のアップデートを
行っており，4 章以降で用いたバージョンは少々古いですが，上記に挙げた生体信号解析用
の MATLAB ソフトウェアの中には特定の Windows のバージョンとソフトウェアのバージョ
ンの組み合わせのみしか受け付けないものがあり（詳しくは 1.2 節〔2〕参照），筆者の研究
環境が上記のようになっているためです。サンプルプログラムは，MATLAB のバージョン
の違いによらず正常な動作が得られるよう留意してありますが，もし読者の皆さんがお気付
きの点がありましたら，著者の研究室アドレス HSMElab@gmail.com までメールにてお知ら
せいただければありがたいです。

　本書が多くの学生さん，研究者の助けになれば幸いです。

2018 年 8 月

著　　者

> 　MATLAB は MathWorks, Inc. の登録商標です。本書では，MATLAB およびその
> 他の製品名に ™，® マークは明記しておりません。
> 　本書を発行するにあたって，記載内容に誤りがないように可能な限り注意を払
> いましたが，本書の内容を適用した結果生じたこと，また，適用できなかったこ
> とに関して，著者，出版社とも一切の責任は負いませんのでご了承ください。

目　　　次

1章　はじめに：MATLABを使う準備

1.1　「MATLAB」とは？ ……………………………………………………… *1*

1.2　MATLABの入手とインストール ………………………………………… *3*

2章　MATLABの基本操作

2.1　脳波データサンプル（EEGsample）について ………………………… *5*

2.2　データの読み込みと確認 ………………………………………………… *6*

2.3　脳波波形の図示 …………………………………………………………… *8*

2.4　解析プログラム（mファイル）の作成 ………………………………… *16*

2.5　データ，プログラム，図の保存 ………………………………………… *21*

2章で学習したMATLABコマンド一覧 ……………………………………… *22*

3章　自発脳波データの周波数解析

3.1　脳波の原理と計測方法 …………………………………………………… *24*

3.2　自発脳波の種類と信号処理 ……………………………………………… *30*

3.3　MATLABによる自発脳波のフーリエ変換 …………………………… *31*

3.4　スペクトル解析を応用した自発脳波解析の手順 ……………………… *35*

3章で学習したMATLABコマンド一覧 ……………………………………… *42*

4章　誘発脳波データの加算平均処理

4.1　誘発脳波の種類と評価項目 ……………………………………………… *44*

4.2　MATLABによる誘発脳波の加算平均処理 …………………………… *47*

4章で学習したMATLABコマンド一覧 ……………………………………… *58*

5章　心電図と心拍変動解析

5.1　心電図の原理と計測方法 ………………………………………………… *59*

5.2　心電図の医学および生体工学における用途‥‥‥‥‥‥‥‥‥‥‥‥‥‥‥‥‥ *61*

5.3　MATLAB による心拍変動解析‥‥‥‥‥‥‥‥‥‥‥‥‥‥‥‥‥‥‥‥‥‥‥ *65*

5 章で学習した MATLAB コマンド一覧‥‥‥‥‥‥‥‥‥‥‥‥‥‥‥‥‥‥‥‥ *81*

6 章　筋　電　図　の　解　析

6.1　筋電図の原理と計測方法‥‥‥‥‥‥‥‥‥‥‥‥‥‥‥‥‥‥‥‥‥‥‥‥‥ *83*

6.2　MATLAB による筋電図の信号処理‥‥‥‥‥‥‥‥‥‥‥‥‥‥‥‥‥‥‥‥ *85*

6 章で学習した MATLAB コマンド一覧‥‥‥‥‥‥‥‥‥‥‥‥‥‥‥‥‥‥‥ *100*

7 章　fNIRS データの解析

7.1　fNIRS の原理と計測方法‥‥‥‥‥‥‥‥‥‥‥‥‥‥‥‥‥‥‥‥‥‥‥‥ *101*

7.2　MATLAB による fNIRS データの信号処理‥‥‥‥‥‥‥‥‥‥‥‥‥‥‥‥ *108*

7 章で学習した MATLAB コマンド一覧‥‥‥‥‥‥‥‥‥‥‥‥‥‥‥‥‥‥‥ *124*

8 章　MATLAB による統計処理

8.1　平均値，中央値の差の検定‥‥‥‥‥‥‥‥‥‥‥‥‥‥‥‥‥‥‥‥‥‥‥ *125*

8.2　相　関　解　析‥‥‥‥‥‥‥‥‥‥‥‥‥‥‥‥‥‥‥‥‥‥‥‥‥‥‥‥‥ *154*

8.3　標本サイズと検出力検定‥‥‥‥‥‥‥‥‥‥‥‥‥‥‥‥‥‥‥‥‥‥‥‥ *155*

8 章で学習した MATLAB コマンド一覧‥‥‥‥‥‥‥‥‥‥‥‥‥‥‥‥‥‥‥ *157*

付　　　　　録‥‥‥‥‥‥‥‥‥‥‥‥‥‥‥‥‥‥‥‥‥‥‥‥‥‥‥‥‥‥‥ *160*

A.1　EEGLAB のインストール‥‥‥‥‥‥‥‥‥‥‥‥‥‥‥‥‥‥‥‥‥‥‥ *160*

A.2　加算平均回数と S/N‥‥‥‥‥‥‥‥‥‥‥‥‥‥‥‥‥‥‥‥‥‥‥‥‥ *161*

A.3　SPM のインストール‥‥‥‥‥‥‥‥‥‥‥‥‥‥‥‥‥‥‥‥‥‥‥‥ *162*

引用・参考文献‥‥‥‥‥‥‥‥‥‥‥‥‥‥‥‥‥‥‥‥‥‥‥‥‥‥‥‥‥‥ *163*

索　　　　　引‥‥‥‥‥‥‥‥‥‥‥‥‥‥‥‥‥‥‥‥‥‥‥‥‥‥‥‥‥‥‥ *165*

1章 はじめに：MATLAB を使う準備

　本章では MATLAB をはじめて使う方を対象にして，MATLAB の基礎知識と入手方法を説明します。MATLAB の初心者だが急いで使いたいという方は，1.1 節を飛ばしても結構です。

1.1 「MATLAB」とは？

　〔1〕 **MATLAB は数値計算に特化したプログラミング言語**　　MATLAB（matrix laboratory）は，米国の MathWorks 社が開発，販売している数値解析ソフトウェアの名称です。このソフトウェアの中で使うプログラミング言語のことも同様に MATLAB と呼ばれます（例：「この解析コードは MATLAB で書いた」）。「matrix laboratory」を和訳すると「行列実験室」ということになりますが，ほかのプログラミング言語に対する MATLAB の一番の強みが，行列やベクトルの演算を直感的に行えるという点です。例えば C 言語で二つのベクトルの内積を計算するプログラムを書くには，① 配列を宣言してベクトルの数値を入力，② 答えを入れる変数を用意，③ for ループを使って二つのベクトルの対応する数値を掛け算しては足し合わせる，という作業をすべて書き出す必要があります。しかし MATLAB ではこの内積の計算をつぎのようにわずか 2 行で実行できます。

```
>> A = [1,2];B = [0,3];      % 二つの行ベクトル A，B の定義
>> C = A*B'                   % 方法 1：C は A と B の転置の積
C =
     6
>> C = dot(A,B)               % 方法 2：内積を求める関数 dot を使用
C =
     6
>>
```

2 通りの方法で内積を求めてみました。「>>」からはじまる部分が，ユーザーが入力する部分，「>>」のない部分が，MATLAB からの出力です。方法 1 は，内積は x 座標同士，y 座標同士を掛け合わせて足す作業なので，行ベクトル A と，行ベクトル B を転置した列ベクトル（ベクトルまたは行列にシングルクォーテーション「'」を付けると転置されます）を掛

2   1. はじめに：MATLAB を使う準備

け算すれば求められます。MATLAB では，変数の型の宣言も必要なく，あらかじめ配列の大きさを指定しておく必要もありません。さらに MATLAB では，数値計算に使われるほとんどの関数が組み込み関数としてあらかじめ用意されているため，単純な演算についてはユーザーが関数を書く必要はなく，そのまま実行できるようになっています。例えば方法 2 の C = dot(A,B) は，「ベクトル A とベクトル B の内積を計算してベクトル C に代入する」という関数です。MATLAB には，内積，外積といった基本的な数値計算だけでなく，生体信号に重畳する交流ノイズやドリフト（基線のゆらぎ）を調べたり除去したりするためのフーリエ変換や周波数フィルタなどの組み込み関数も用意されています。MATLAB を使うことによって，複雑な生体信号の処理プログラムを短時間で効率的に書くことができます。本書では，おもに上の例で示したような文字ベースの MATLAB プログラミング（キャラクターユーザーインターフェース：CUI）を用いて，脳波，心電図，筋電図，fNIRS データの基本的な解析方法と統計処理について，2 ～ 8 章まで説明をしていきます。

〔2〕 **MATLAB とほかのプログラミング言語との違い**   C 言語に慣れている読者には，対話的に計算が進む〔1〕の例を不思議に感じた方もおられるかもしれません。MATLAB はインタプリタ形式のプログラミング言語であるため，MATLAB に入力されたコマンドは「Enter」キーが押されるごとに実行されます。また，エディター等で記述された命令の集合（プログラム）もまとめてコンパイルされるのではなく，実行するとプログラムの 1 番上の行から最後に向かって 1 行ずつ解釈しながら実行されます。この形式は BASIC やJavaScript，Python などと同じです。行列や配列の書き方に慣れる必要はありますが，文法は C 言語に近いので，大学の授業で C 言語，C ＋＋言語か上に挙げたプログラミング言語のどれかを学習したことがある人にとっては，すぐに慣れることができるはずです。一方で，MATLAB はプログラムを 1 行ずつ解釈，実行するために，実行速度はコンパイル形式のプログラムよりも遅くなるという欠点があります。オンライン処理など，より高速な信号処理を求められる場合には，MathWorks 社が提供している「MATLAB Coder」を用いて MATLABのプログラムを C ＋＋言語に変換し，実行することも可能です。汎用性の高い C ＋＋言語に変換することによって，スマートフォンアプリに自作のプログラムを組み込むことなども可能になります。

〔3〕 **MATLAB の拡張機能**   MATLAB のもう一つの特徴は，〔1〕の例に挙げた CUIのプログラムをいくつか組み合わせて，グラフィカルユーザーインターフェース（GUI）を用いた対話的なソフトウェアを簡易に作成できることです。GUI とは，大多数の読者が現在使っている Windows や Mac のように，画面にウィンドウやボタン，アイコンなどが表示されて，それらをクリックするなどの動作で直感的に作業を行うインターフェースのことです。MATLAB ではこうした GUI のソフトウェアを「GUIDE」機能を使って作成することが

できます．さらに，これらの GUI プログラムに「MATLAB Compiler」を適用することでプログラムパッケージ（C 言語でいうところのコンパイル済みのプログラム（.exe ファイル））を作成すると，MATLAB をインストールしていない PC でもプログラムを実行できるようになり，例えば MATLAB を持っていない共同研究者に解析ソフトを提供するといったことも簡単になります．さらに，MATLAB に組み込まれているシミュレーションツールボックス「Simulink」を用いることで，システムのシミュレーションや，ブレインコンピュータインターフェースなどのリアルタイム制御環境を構築することも可能です．これらの拡張機能についての詳細な説明はまた別の機会に譲りますが，研究の初心者から企業の開発者まで，MATLAB はユーザーのプログラミング技能や目的に応じた多様な解析・開発手段を提供しているといえるでしょう．

1.2　MATLAB の入手とインストール

〔1〕**MATLAB の入手**　MATLAB の入手方法には何通りかの方法がありますが，読者が学生であれば，まず所属している教育機関が MathWorks 社と包括ライセンスを結んでいるかどうか調べてみてください．包括ライセンスとは，教育機関が MathWorks 社と契約を結び，その教育機関に所属する学生や教員一人一人が MathWorks 社と個別に購入契約を結ぶことなしに，MATLAB を研究室や個人の PC にダウンロードして使うことができるライセンス形態です．契約の内容にもよりますが，MATLAB 本体と MATLAB ツールボックス（ある内容に特化した MATLAB 関数のパッケージのこと．目的ごとに，Image Processing Toolbox，Signal Processing Toolbox などの名称が付いて，本体とは別売りされている）のほぼすべてを無料で使用できることがほとんどです．

所属している教育機関で包括ライセンス契約がない場合には，個人で MATLAB を購入することになります．MathWorks 社の「Pricing and Licensing」ページ[1]†へ移動し（**図 1.1**），左側のメニューから「Student」を選ぶと価格が表示されます．購入者が学生ではない場合は「Standard（会社での開発業務などの商業用途）」，「Education（教員やポスドクなど学位授与機関に在籍している研究者用途）」，「Home（個人的な使用用途）」のいずれかを選んで購入します．学生向けのパッケージは価格的に優遇されています．

まだどのぐらい MATLAB を活用するかわからないので，購入にはいまいち踏み切れないという方には，30 日間 MATLAB を無料で使用できる「評価版」をダウンロードして使うという方法もあります[2]．同じページに，所属している教育機関が包括ライセンス契約を結ん

---

† 肩付数字は巻末の引用・参考文献番号を表す．

4 　　1. はじめに：MATLAB を使う準備

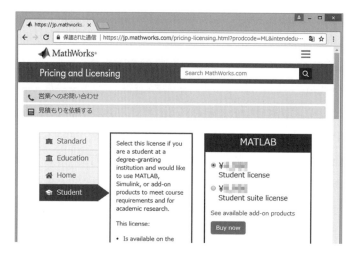

図 1.1　MATLAB の購入画面（金額部分は変動があるため画像処理しています）

でいるか調べることのできるフォームもあります。

　〔2〕 **MATLAB のインストール**　　教育機関経由でも，MathWorks 社からの直接購入でも，基本的には MathWorks 社のホームページにログインし，アカウントを作成した後，MATLAB を各自の PC にダウンロードしてインストールすることになります。インストールの方法は，MathWorks 社のホームページに詳しく解説されているので（例：MathWorks アカウントを使用する製品のインストール[3]），一度目を通してから作業するとよいでしょう。

　ここで注意することとしては，もしあらかじめ研究で使用する MATLAB のプログラムが決まっている場合には，MATLAB のバージョンとそのプログラムとの互換性を確かめておくことです。MATLAB は年に 2 回，最新バージョンを提供しており，年度に「a, b」を付けて「R2018a」「R2018b」といった名称で呼んでいます。例えば，fMRI などの脳機能画像を用いた研究に statistical parametric mapping（SPM）[4] を使っている場合，SPM のバージョンによって使用できる MATLAB のバージョンに制限があります。例えば 2018 年現在で最新版の「SPM12」を使用する場合には，最新バージョンの MATLAB である「R2018a」に対応していますが，もし一つ前のバージョンである「SPM8」を利用する場合には，MATLAB が対応しているのは「R2015a」までとなっています。ユーザーが作成した関数だけを使って解析をする場合には，バージョンアップのたびに便利な関数が増えていることが多いので，最新版をダウンロードされることをおすすめします。

　さて，無事 MATLAB を使用する環境が整ったでしょうか。2 章からは，実際のサンプルデータ† を使って，MATLAB による生体信号処理を紹介していきます。

---

† 　サンプルデータは本書の書籍詳細ページからダウンロードできます。
　www.coronasha.co.jp/np/isbn/9784339072457/

2章 MATLAB の基本操作

本章では，サンプルの脳波データを例にとり，MATLAB 上で生体信号データを読み込み，表示，保存する方法から，データの図示，一連の処理をプログラムとして作成，実行する方法について説明します。また過去に C 言語等のほかのプログラミング言語を学習したことのある方のために，MATLAB とそのほかの言語を用いたプログラミングの作法の違いについても説明してあります。まず一通り手を動かして，使い方を覚えてみてください。なお，本章で使用する MATLAB コマンドは「chapter2scripts.m」[†]にまとめてありますので参考にしてください。

2.1 脳波データサンプル（EEGsample）について

MATLAB をインストールした PC には，「マイドキュメント」内に「MATLAB」というフォルダーができています。まず，サンプルデータの「EEGsample」を，フォルダーごとこの MATLAB フォルダー内へコピーしてください。ハードディスクが C ドライブの場合，一般的な場所は

C:¥Users¥［ユーザー名］¥Documents¥MATLAB

となります。この脳波データは 2 〜 4 章まで使います。データの詳細を以下の**表 2.1**，**表 2.2** に示します。

表 2.1 脳波データの詳細

脳波計	オーストリア g.tec 社製：g.USBamp，g.GAMMAbox
電極位置	脳波 10-20 法配置における Fz，Cz，P3，Pz，P4，PO7，Oz，PO8 の 8 チャンネル
サンプリング（標本化）周波数	256 Hz
フィルタ	ハイパスフィルタ：0.5 Hz，ローパスフィルタ：30 Hz，ノッチ（交流遮断）フィルタ：50 Hz
被験者	健常成人（21 歳男性）

---

† サンプルデータは本書の書籍詳細ページからダウンロードできます。
www.coronasha.co.jp/np/isbn/9784339072457/

表 2.2 脳波データの内容

open.mat	開眼安静（自発脳波）：約 2 分
close.mat	閉眼安静（自発脳波）：約 2 分
P300.mat	行列スペラー（文字入力用ブレインコンピュータインターフェース（BCI））の注視（誘発脳波）：約 3 分半
chan08.locs	電極の位置情報（3.4 節〔4〕で使用）

「*.mat」という拡張子は MATLAB で扱うデータの形式を表しています。サンプルデータの収録で使用した g.tec 社の脳波計のデータはすべて mat ファイルで記録されます。

2.2 データの読み込みと確認

MATLAB を起動すると，図 2.1 のようなウィンドウが開きます。もし，ほかの人と共有している PC で図と異なる外観の MATLAB ウィンドウが開いている場合（「ワークスペース」がないなど）は，左上の「ホーム」→「環境」→「レイアウト」→「レイアウトの選択」→「既定の設定」を選ぶと初期設定に戻ります。

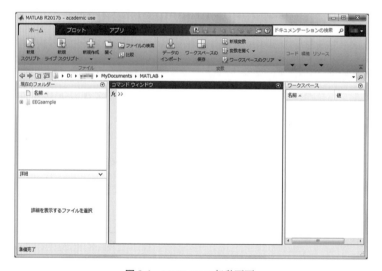

図 2.1 MATLAB の起動画面

ウィンドウの左側「現在のフォルダー」は，MATLAB がプログラムを実行する場所を示しています。中央の「コマンドウィンドウ」がさまざまなコマンド（演算や図の描画などの命令）を MATLAB に入力する場所です。右側の「ワークスペース」は MATLAB に読み込んだデータが表示される部分です。では，さっそく脳波データを読み込んでみましょう。

〔1〕 データの読み込み 「現在のフォルダー」の「EEGsample」をダブルクリックしてデータのある場所に移動します。クリックの代わりに，コマンドウィンドウから

```
>> cd EEGsample
```

とコマンドを入力しても構いません。cd は change directory（別のフォルダー（ここでは「EEGsample」）へ移動する）という意味です。UNIX や Linux の知識がある方なら，cd, ls, dir, pwd などのコマンドが MATLAB でも共通で使用できることを知っておくと役に立つでしょう。

データの読み込みは，「現在のフォルダー」に見えているデータのファイルをダブルクリック，もしくはコマンドウィンドウから

```
>> load ファイル名
```

と入力して行います。最初は，目を閉じているときのデータ「close.mat」を開いてみましょう。図 2.2 のように，脳波計で測定されたデータは「y」という変数として読み込まれ，右上の「ワークスペース」に表示されます。いったんワークスペースに読み込まれた変数は，データを消去しない限り，コマンドウィンドウから自由に呼び出して内容を確認したり，中の値を計算したりすることが可能となります。

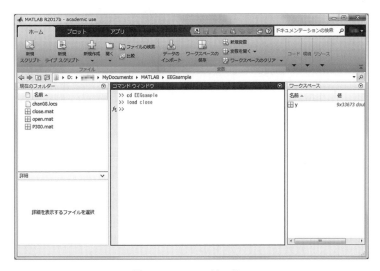

図 2.2　データの読み込み

〔2〕**データの確認**　脳波データが格納されている変数「y」は，縦方向にチャンネル，横方向に時間の形で入っており，その大きさは，「ワークスペース」の「値」のところを見るとわかります。例えば，「9x33673 double」となっていたら，縦が 9 個，横が 33 673 個（33 673 ÷ 256〔Hz〕= 131.535 2…なので約 131 秒）の，double 型のデータが入っているということになります。

ワークスペースにある「y」をダブルクリックすると「変数エディター」が開き，データ

8   2. MATLABの基本操作

の中身を見ることができます。データをスクロールして，以下のようになっているか確認してみましょう。

・1 行目：時間（0 から等間隔に増加している）
・2〜9 行目：脳波データ 8 チャンネル分（電極のチャンネル順に並んでいる。脳波計の設定ではじめは 0 が入っているが，時間を進めると数値が入っているのがわかる。データの配列は脳波計や脳波データを読み込むソフトウェアによって変化する）

2.3　脳波波形の図示

〔1〕 **コマンドの入力**　　無事に脳波データを読み込み，構造を確認したら，コマンドウィンドウにつぎのように入力して，脳波の波形を図示してみましょう（**図2.3**）。すべて半角で入力し，コロン「:」とセミコロン「;」を間違えないように注意してください。1 行分のコマンド（命令）を入力したら「Enter」キーを押して，MATLAB へ入力を行います。

```
>> figure(1); plot(y(1,:), y(2:9,:));
```

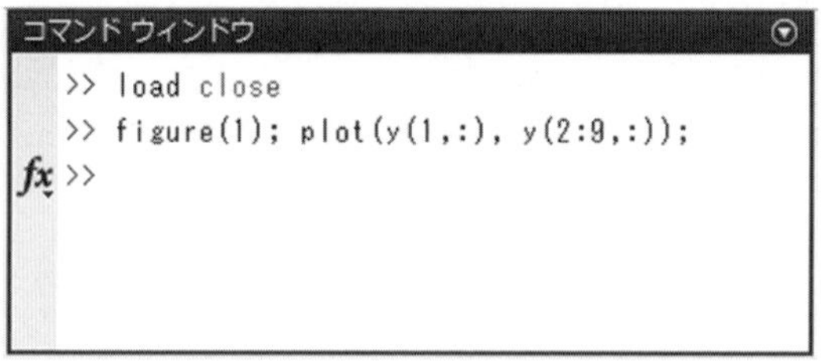

図 2.3　MATLAB コマンドウィンドウへの入力

　正しく入力できると，**図2.4**のように横軸が時間，縦軸が脳波強度の波形が画面に表示されます。

　それぞれのコマンドの意味はつぎの通りです。

・figure(1)：「Figure 1」という名前のウィンドウを開いて，そこに描画を行う（すでに同じ番号の Figure が開いている場合は上書きされる）。
・セミコロン「;」：一つのコマンドを区切るときに使う記号。
・plot(a,b)：横軸の値をデータ a，縦軸をデータ b としてプロットする。a，b は一つのデータ点でもよいし，上の例のようにデータを集めたベクトルや行列でもよい。a と b の間はカンマ「,」で区切る。
・y(1,:)：変数 y の中で「縦 1 行目，横はすべてのデータ」を指定した一部分を表す。

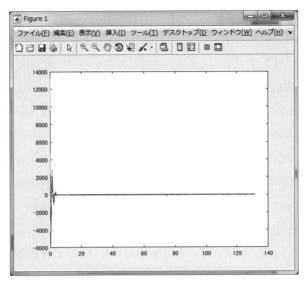

図 2.4 脳波データのプロット

コロン「:」を単独で使うと,「すべてのデータ」の意味になる.行,列を指定する数値の間はカンマ「,」で区切る.

・y(2:9,:):変数 y の中で「縦 2～9 行目,横はすべてのデータ」を指定した一部分を表す.コロンの前後に数字を入れるとその範囲だけを指定できる.行,列を指定する数値の間はカンマ「,」で区切る.

描かれた図を見ると,はじめの数秒だけ大きく波打っています.これは,脳波計が計測開始時にゲインを調節するときに生じるノイズで,本来の脳波はこの後の(小さくてなにもないように見える)部分となります.このノイズは g.tec 社の脳波計に特有のものですが,計測の開始時や終了時には実験者や被験者の動きが生じてノイズが含まれることが多くあります.ここでは脳波データの操作の練習として,データの一部分を抽出する方法を試してみましょう.

〔2〕 データの部分抽出　　コマンドウィンドウにつぎのように入力して,はじめの 10 秒間のデータを削除した新たなデータ変数 closeEEG を新しく作成し,以下の解析に用いることにしましょう.

```
>> closeEEG = y(:, 256*10+1:length(y));
```

それぞれのコマンドの意味はつぎの通りです.

・closeEEG:抽出したデータの一部分を入れるための変数名.自由に決めてよい.
・等号「=」:右側のデータを左側に代入する.
・length(a):ベクトルまたは行列 a の長さを返す関数.a がベクトルのときは縦ベク

トルでも横ベクトルでもその長さを，aがm行n列の行列のときは，mとnのどちらか大きい方の数値が返される。

y( )の中身が複雑に見えますが，丸括弧の中は2次元の行列の縦，横をそれぞれ表していることを考えると理解しやすくなります。まずはじめの「:」は，yの縦方向すべてのデータ（時間と8チャンネル分の脳波）を選択することを表しています。つぎの256*10+1:length(y)は，10秒後からデータの最後までの時間帯を選択することを表しています。この脳波データのサンプリング周波数が256 Hzですから，10秒間のデータは256*10個分となります。そのつぎからデータを抽出したいので，「256*10+1番目から」と指定しています。データの最後の個数はワークスペースに表示されているのでy(:,256*10+1:33673)のように直接数字を指定してもいいですが，関数lengthを使えば，測定ごとにデータの長さが違っても，同じコマンドで最後の行数を指定することができるので便利です。

〔3〕 **抽出データの描画**　抽出した脳波データ「closeEEG」をワークスペースで確認すると，時間方向の長さが少なくなっていることがわかります。では，この「closeEEG」をもう一度plot関数で描画してみましょう。今回は，全チャンネルを重ねて描くのではなく，後頭部のチャンネル7（Oz，データの1行目は時間なので上から8番目の行に相当する）だけを取り出して描いてみましょう。

```
>> figure(2); plot(closeEEG(1,:), closeEEG(8,:));
```

新しく「Figure 2」のウィンドウを開くためにfigure関数を用い，plot関数の第1引数には時間軸のデータを，第2引数にはOzの脳波データを指定しました。「Figure 1（図2.4）」とは異なり，ほぼ一定の振幅で振動する脳波を確認することができます（**図 2.5**）。

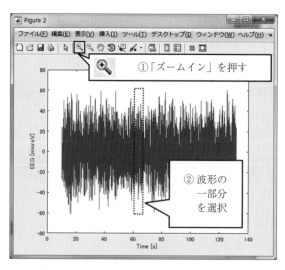

図 2.5　後頭部（Oz）の脳波データのプロット

脳波を詳しく観察したいときには，ウィンドウの「ズームイン」機能を使って波形を拡大します．図の□で囲んである虫眼鏡（＋マーク）のアイコンをクリックして，拡大したい部分をドラッグしてください．拡大しすぎたときには，カーソルが虫眼鏡マークのまま，ダブルクリックすると元の縮尺に戻ります．

一例として，60〜62秒付近の脳波を見てみましょう（**図 2.6**）．1秒当り9〜10回振動する周期的な脳波が確認できます．これはヒトの閉眼時に後頭葉に特徴的に表れる α 帯域（8〜13 Hz）の自発的な脳活動（α 波）です．このデータでは被験者はつねに閉眼しているので，どの時間帯の脳波データを見ても同様の周波数帯域の活動が確認できます．

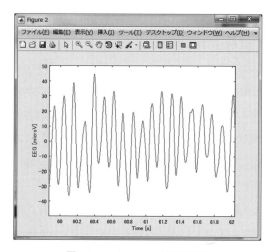

図 2.6　Oz における閉眼時脳波

（1）ウィンドウへの図示　研究報告や論文に脳波のデータを載せる場合には，縦軸・横軸の名称やタイトルが必要になります．また，ズームインを使わずに，いつも特定の時間帯のデータを図示したい場合もあります．図の作成に役立ついくつかのコマンドを，コマンドウィンドウへの入力例も一緒に以下の1）〜3）に示します．1行ずつ試して，「Figure 2」にどのような変化が生じるか確認してみてください．なお，コマンドを入力するときに「%」以降に書いてある説明はコメント（コマンドの説明）ですので実際には入力しなくて構いません．

1）xlabel, ylabel, title：x 軸，y 軸，図の中央上部に文字列を表示

```
>> xlabel('Time [s]');                          % x軸のラベルを表示
>> ylabel('EEG [microV]');                      % y軸のラベルを表示
>> title('EEG waveform at Oz - eyes closed');   % タイトルの表示
```

xlabel, ylabel, title の丸括弧の中に，シングルクオーテーション「'」で囲って任意の文字列を入力し，実行すると軸の名称や図のタイトルを付けることができます．文字列

12　　2.　MATLAB の基本操作

は全角文字でも構いません。

2)　plot の範囲を指定

```
1  >> figure(3);                              % 「Figure 3」のウィンドウを開く
2  >> plot(closeEEG(1, 256*5+1:256*6), ...    % 入力の継続
3  closeEEG(8, 256*5+1:256*6));
4  >> ylim([-100,100]);                       % y 軸の範囲の設定
```

ここでは，plot 関数を応用して，特定の時間範囲（上の例ではデータの開始後5～6秒目まで）だけの図を描くように指定しています。plot 関数では，第1引数と第2引数のデータの長さが一致している必要があるため，「closeEEG」の1行目の時間データも，8行目のOz の脳波データも同じ時間帯 256*5+1:256*6 を指定します。

コマンドの2行目で，plot 関数の途中が途切れて「,　...」となっていますが，「,」の後に「...」を入力すると，長すぎるコマンドを分割し，つぎの行に入力を続けることができるようになります。上の例に沿って「,　...」の部分を入力した後「Enter」キーを押すと，MATLAB ウィンドウの下部には「ステートメントの入力を続けてください」と表示され，コマンド入力の待機状態である「>>」が表示されなくなり，コマンドの入力が続いている状態になります。ここで2行目の closeEEG(8,256*5+1:256*6)); を入力すればよいわけです。

4行目の関数 ylim は，丸括弧の中に [最小値,最大値] で表されるベクトルを指定することで，y 軸（縦軸）の表示範囲を指定することができます。x 軸（横軸）の表示範囲を指定したい場合には xlim を使用します。ある一定区間のデータを表示したいときは，2行目のコマンドのように plot 関数の中でプロットするデータの範囲を指定してもよいですし，全時間帯のデータを plot で描画させた後，xlim で表示範囲を指定することもできます。

3)　subplot：複数の図を一つのウィンドウに図示する

脳波データは同時に複数のチャンネルから電位信号を計測することが一般的です。脳波データのチャンネルによる違いを確認するために，subplot 関数を使って，複数のチャンネルのデータを一つの Figure ウィンドウに同時に図示してみましょう。

```
1  >> tt = 256*5+1:256*6;                     % 描画する時間帯を変数 tt として指定
2  >> figure(4);                              % 新しく「Figure 4」のウィンドウを開く
3  >> subplot(4,2,1); plot(closeEEG(1,tt), closeEEG(2,tt));
4  >> xlabel('Time [s]'); ylabel('EEG [microV]');
5  >> ylim([-100,100]);
6  >> title('EEG waveform at Fz - eyes closed');
```

実行すると，**図2.7**のように一つの Figure ウィンドウが小さく分割され，その中の一つにチャンネル1（Fz）の波形が表示されます。

3行目の「subplot(4,2,1)」は，ウィンドウを縦4個，横2個に分割し，その1個目

2.3 脳波波形の図示   13

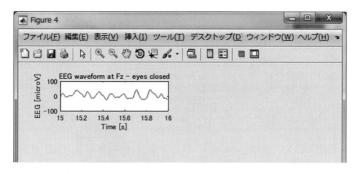

図 2.7 subplot を使った Figure ウィンドウの分割

の領域に続く plot の波形を表示する命令です。領域の順番は左上から右下へ進む方向となります。

（**2**）**データの個別表示**　つぎに subplot を使って，8 チャンネルのデータを個別に表示するにはどうしたらよいか考えてみましょう。3) のコマンド群を見て皆さんが思うのは，「subplot から下の 3 行を，8 チャンネル分打ち込めばよいのだな」ということでしょう。でも 8 回似たようなことを繰り返すのは，ちょっと面倒ですね。じつは，MATLAB は C 言語などのほかのプログラミング言語と同じように，for ループを使って繰り返し処理を行わせることができます。

では実際に for ループを使って 8 チャンネル分の脳波波形を描いてみましょう。このとき，図のタイトルに入れている脳波電極位置の名称（Fz や Oz など）も図ごとに変えて付けられるように，表 2.1 をもとに電極位置の名称もあらかじめ以下のように定義しておきます。

```
>> Ch = {'Fz','Cz','P3', ...                           % 入力の継続
 'Pz','P4','PO7','Oz','PO8'};
```

波括弧 {} を使って配列を定義していることに注意してください。上の入力を完了すると，ワークスペースに「Ch 1 × 8 cell」という変数ができたことが確認できます。これはセル配列という形式で，行列型の配列（この場合だと 1 行 8 列のデータを入れる箱（セル）をつくったと考えてください）の中に，任意の数値，行列，文字列を入れておくことができるという便利なデータ型です。各セルの中に入れるデータの形式も自由なので，一つ目のセルに文字列を，二つ目のセルに数値データを入れるなども可能です。また上の例のように，セルごとに入力してあるデータの長さが異なっても構いません（'P4' は 2 文字，'PO7' は 3 文字です）。C 言語のように，変数一つ一つに double や int などの型の宣言をしたり，あらかじめ使用する配列のサイズを宣言したりする必要がないという点も，数値解析言語としての MATLAB の一つの利点です。では，いよいよ for ループで描画するコマンドを書いていき

14　　2. MATLAB の基本操作

ましょう。

```
1   >> figure(4);
2   >> for ii = 1:8              % インデックス ii=1~8 までループする
3   >>      subplot(4,2,ii);                      % 描画する領域の指定
4   >>      plot(closeEEG(1,tt), closeEEG(ii+1,tt));  % データの指定
5   >>      xlabel('Time [s]'); ylabel('EEG [microV]'); % 軸ラベル
6   >>      ylim([-100,100]); title(Ch{ii});         % y軸範囲とタイトル
7   >> end                        % for ループは必ず end で閉じる
```

　まず 2 行目の for ii=1:8 は，ii というインデックスを用意して，ii が 1 ～ 8 までの間，end までのコマンド群を繰り返すことを指定しています。プログラミングにおけるインデックスにはよく i が使われますが，MATLAB では i と j が虚数の単位として予約されているため（気になる人はコマンドラインに i^2（i の 2 乗）あるいは j^2 と入力してみてください），ループのインデックスには k や ii といった別の文字（列）を使うことをおすすめします。また，C 言語ではループを回していくために ii=ii+1 や ii++ などのインデックスを増やしていく命令をループの中に入れますが，MATLAB では必要ありません。for ループの最初で ii=1:8 と定義した場合，ループの中身が 1 回計算されると自動的にインデックス ii が 1 大きくなり，ii が指定された値（ここでは 8）になるまで，ループ内の命令が繰り返されます[†]。また，C 言語では行列や配列のインデックスは 0 からはじまるのが一般的ですが，MATLAB では 1 からはじまるのも特徴です。プログラミングが好きな方にははじめ少し違和感があると思いますが，MATLAB でコードを書くときには頭に入れておくといいでしょう。

　3 ～ 6 行目までが for ループの中身です。どの命令を繰り返すのかわかりやすくするため，for ループの中の行は最初にタブ（空白）を入れて右側にずらした状態で書くといいでしょう（インデント）。中身はここまで学習してきた命令に，インデックスの ii を取り入れてループのたびに変化するようにしてあります。具体的には

・subplot：4 × 2 に分割した領域の ii 番目に描画する。

・plot：「closeEEG」の ii+1 行目を描画する（1 行目は時間のデータが入っているので，ii 番目のデータは ii+1 番目に入っている）。

・title：セル配列 Ch の ii 番目の文字列をタイトルにする。波括弧を使ってセル配列中の要素の位置を指定していることに注意。

ということに注意してください。もしタイプミスなどでループが止まらなくなってしまった

---

† 正確には，for ループの最初で指定したインデックス行列の要素を順番に実行します。本文中の for ii=1:8 は for ii=[1,2,3,4,5,6,7,8] と同じ意味となるので，インデックス ii はループを回るたびに 1 ずつ増加して 8 まで実行されます。for ii=[1,3,5] や for ii=1:2:6 と定義すると，インデックス ii は 1 と 3 と 5 の場合で 3 回だけ実行されます。

場合には，「Ctrl」キーと「C」を同時に押すと，実行中のプログラムを中止してコマンド
ウィンドウが受付状態に戻ります。無事，各電極で得られた脳波波形を図にすることができ
たでしょうか。

（3）　**図のタイトル表示**　　　最後の仕上げに，annotation（注釈）コマンドを利用し
て，図全体のタイトルを図の下部に表示してみましょう。科学研究の論文では，図の説明は
図の下部に書くことが多いですが，MATLAB の title コマンドは図の上側に文字列が表示
されるようになっており，また subplot で title を使用すると一つ一つの subplot にタ
イトルが表示されるため，あまり有用ではありません。つぎのコマンドを入力してみてくだ
さい。

```
1  >> annotation('textbox', [0.25, 0.02, 0.5, 0.05], ...
2     'String', 'Figure 1. EEG during eyes closed', ...
3     'HorizontalAlignment', 'center', ...
4     'VerticalAlignment', 'middle', ...
5     'LineStyle', 'none');
```

annotation の第 1 引数はどのような注釈を使うかを指定しています。今回は「テキスト
ボックス（'textbox'）」です。

つぎの第 2 引数はテキストボックスの位置と大きさの指定です。Figure ウィンドウサイ
ズの縦，横をそれぞれ 1（= 100%）の長さと考えたときに，テキストボックス左下隅が配
置される位置と，その大きさを割合で［横位置，縦位置，幅，高さ］の順に表します。原点
は Figure ウィンドウの左下隅です。つまり［0.25, 0.02, 0.5, 0.05］[†]は，テキスト
ボックスの左下隅を Figure ウィンドウの左から 25%，下から 2% の位置に設置し，その幅
と高さは Figure ウィンドウのそれぞれ半分と 5% の大きさにする，という指定です。

第 3 引数以降は二つずつがペアになっています。2 行目は「テキストボックスに表示する
文字列（'String'）は，'Figure 1. EEG during eyes closed' である」という指
示です。3 行目は，「テキストボックス内の文字列の水平配置（'HorizontalAlignment'）
は，中央揃え（'center'）である」ことを指定しています。4 行目も同様で，「文字列の
鉛直方向配置（'VerticalAlignment'）も中央揃え（'middle'）である」ことを指定
しています。5 行目は，「テキストボックスの外枠の線のスタイル（'LineStyle'）はライ
ンなし（'none'）である」ことを指定しています。ここまでの操作が完了すると，論文な
どでおなじみのスタイルの図が得られているはずです（**図 2.8**）。

---

†　MATLAB では，数値を区切るカンマ「,」の前後にはスペースを入れても入れなくても構いません。
　　この例では，数値を見やすくするためにカンマの後にスペースが入っています。

16   2. MATLABの基本操作

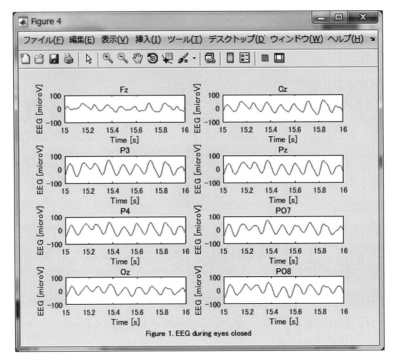

図2.8　複数の脳波データの図示

2.4　解析プログラム（mファイル）の作成

　気付けばコマンドウィンドウから入力するコマンドもだいぶ長くなってきました。ここまでは一つの脳波データ（閉眼時）のみを図示してきましたが，実際の研究では複数の被験者の脳波データや，異なる条件の脳波データを比べたりするために同様の図示を繰り返して行う必要も出てきます。データが変わるたびに同じコマンドを何回も入力するのは非効率的ですから，解析の手順に沿って複数のコマンドを書いておき，まとめて実行できるMATLABプログラムをつくってみましょう。

〔1〕　**複数の指示をまとめて実行する**　　まずは，MATLABウィンドウ上部の「ホーム」から左端の「新規スクリプト」をクリックして「エディター」を開きます。あるいは，コマンドラインから

```
>> edit
```

と入力するか，「Ctrl」キーと「N」のショートカットを入力しても構いません。開いたエディターのウィンドウの中に，実行させたいプログラムを入力していきましょう。まずは2.3節で入力したOzの脳波を表示するコマンド群をエディターに入力してみてください（**図**

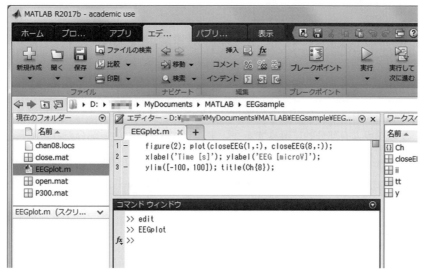

図 2.9　エディターを使った MATLAB プログラミング

2.9）。コマンドラインにカーソルがある状態で，キーボードの上矢印「↑」キーを押していくと過去に入力したコマンドの履歴を出すことができますから，ここからコピーアンドペーストしても構いません。

```
1  figure(2); plot(closeEEG(1,:), closeEEG(8,:));
2  xlabel('Time [s]'); ylabel('EEG [microV]');
3  ylim([-100,100]); title(Ch{8});
```

　コマンドラインと異なり，1 行ずつ入力してもコマンドは実行されません。これらのエディターに入力したコマンド群は，「m プログラム」として名前を付けて保存し，コマンドラインから呼び出すことで実行できます。試してみましょう。MATLAB ウィンドウ上部の「ホーム」から「保存」をクリックするか，エディター内にカーソルがある状態で「Ctrl」キーと「S」のショートカットを入力してください。「名前を付けて保存するファイルの選択」ウィンドウが開くので，プログラムの名前を付けて保存してください。プログラム名は任意ですが，ここでは「EEGplot.m」として保存しておきます。ウィンドウ左側の「現在のフォルダー」に，プログラムが追加されたことを確認してください（図 2.9）。なお，MATLAB プログラム名は半角の英字ではじまり，半角英数字とアンダースコア「_」のみで構成されている必要があります。漢字やひらがな，スペースやコロン，セミコロンは使用できません。数字だけのファイル名（777.m など）も不可となっています。

　プログラムを実行するには，コマンドウィンドウからプログラム名を入力します。「.m」は省略できます。

```
>> EEGplot
```

プログラムにエラーがなければ，図2.5と同様の波形が得られるはずです。もしプログラムにミスがあると（コマンド名の間違い，波括弧と丸括弧を取り違えているなど），プログラムに問題がある部分で実行が停止され，コマンドウィンドウにエラーメッセージが表示されます。この情報をもとにプログラムの修正を行い，再度保存した後実行してください。

〔2〕 **プログラムを部分的に改良する**　また，プログラムの一部分だけを改良して結果を見たいという場合もあります。その際には，エディターの中の必要な行だけを選択して実行することができます。例えば〔1〕で作成した「EEGplot.m」中の2行目と3行目を以下の太字部分のように改良して，その効果を確認してみましょう。

```
1  figure(2); plot(closeEEG(1,:), closeEEG(8,:));
2  xlabel('Time [s]'); ylabel('Amplitude [microV]');
3  ylim([-200,200]); title(Ch{8});
```

y軸のラベルと，y軸の範囲を変更しました。この2行分のみもう一度実行させるときには，エディターの中でこの2行分を選択した状態にしたまま，マウスを右クリックして「選択を実行」を選択するか，ファンクションキーの「F9」を押します（**図2.10**）。すると，コマンドウィンドウに選択したコマンドの部分のみが表示，実行され，図の外観も変化したことがわかります（**図2.11**）。長いプログラムを組んでいるとき，選択部分の実行は，プログラムの最初から途中まで実行させて様子を見るときなどに役立ちます。普段からエディターでコマンドを入力，実行する癖を付けて毎回保存しておくと（保存方法は2.5節で説明します），

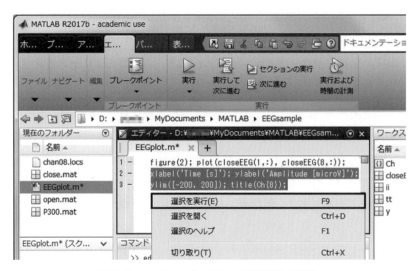

図2.10 MATLABプログラムの選択部分の実行

2.4 解析プログラム（mファイル）の作成   19

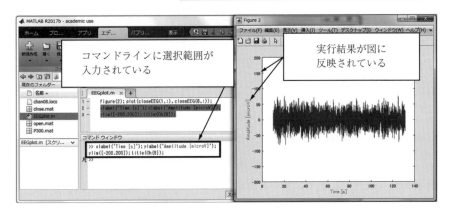

図2.11 選択部分の実行後のコマンドラインと図

プログラムを作成するときにも役立ちますし，効率的に解析を進めることができるようになるのでおすすめです。

〔3〕**関数化する**　MATLABプログラムのもう一つの利点は，コマンドの集合を一つの「関数」と見なして，入力データ，出力データを指定した操作が可能になることです。例えばplot(a,b)はグラフを描く関数ですが，a，bの組み合わせを変化させることによってさまざまなデータの描画に利用できます。こうした手続きを行う関数を，ユーザー自身でもつくることができます。ここでは「EEGplot.m」をつぎのように改造して，指定したチャンネルの，指定した時間帯の波形を図示するような関数EEGplot2に書き換えてみましょう。太字部分が変更したところです。

--- EEGplot2.m ---

```
1  function data = EEGplot2(closeEEG, Ch, timerange, channel)
2
3  tt = 256*timerange(1)+1:256*timerange(2);   % 時間帯の指定
4  data = closeEEG(channel+1,tt);              % 抽出するデータの指定
5  figure(2); plot(closeEEG(1,tt),data);       % 描画
6  xlabel('Time [s]'); ylabel('Amplitude [microV]');
7  ylim([-100,100]);
8  title(Ch{channel});   % 電極ラベルのセル配列 Ch と
9                        % 変数 channel は異なることに注意
```

「EEGplot.m」の中身を書き換えたら，名前を「EEGplot2.m」として保存してください。

先ほどのmファイルと異なる部分は，最初の行にfunctionの宣言があり，「関数」であることを示している点です。この行では

　　　function 出力変数 = 関数名（入力変数）

の形で，入力するデータ，出力されるデータの指定を行います。入力データとして

20   2. MATLAB の基本操作

closeEEG, Ch, timerange, channel の四つの変数を，出力データとして data が指定
されています。関数のプログラムの中で使われる変数は，この入力データとして与えられる
か，m ファイルの中で定義されていないとエラーが出ます。そのために

　・closeEEG：脳波データ行列

　・Ch：チャンネルと電極位置の対応を記録したセル配列

　・timerange：描画する時間帯

　　　　　　　0 ～ 120 秒までの間の値を［開始，終了］の数値で指定したベクトル

　・channel：描画するチャンネルを指定する 1 ～ 8 までの整数

として定義しました。そのつぎの tt と data は，入力された脳波データと時間帯の指定を
もとに，プログラムの中で定義されている変数です。ここで計算された data が出力となる
ことに注意してください。その後は「EEGplot.m」と同様です。プログラムの動きが理解で
きたでしょうか。

　関数の使い方ですが，コマンドラインからつぎのように入力します。

```
>> d1 = EEGplot2(closeEEG,Ch,[12,14],7);
```

実行すると，ワークスペースに「d1」という変数ができ，図が表示されます。ここで注意
する点は，EEGplot2 のプログラムでは出力が data となっているのに対し，上の例では出
力データの名前を d1 としてあり，それでも関数が動作しているということです。関数では
入出力とも，function 部分で宣言されている変数名と同じ変数をつねに使う必要はあり
ません。例えば 12 ～ 14 秒の脳波データを Oz と Fz で比較するためにデータを取り出した
いとき

```
>> d1 = EEGplot2(closeEEG,Ch,[12,14],7);  % Oz のデータ
>> d2 = EEGplot2(closeEEG,Ch,[12,14],1);  % Fz のデータ
```

のように入力チャンネルと出力変数の名前を変化させながら取り出せば，ワークスペースに
2 か所からの脳波データ d1 と d2 が生成されるので便利です。ほかにも，例えば開眼時の
脳波データを 2.3 節〔1〕，〔2〕と同様の手順で openEEG として読みこんだとき，この
データの抽出と描画を行うには関数の中身を変更する必要はなく

```
>> d3 = EEGplot2(openEEG,Ch,[12,14],7);  % Oz の開眼時データ
```

と入力するだけで解析ができます。だいぶ楽になりますね。

2.5 データ，プログラム，図の保存

作成した変数のデータ，プログラム，図はすべて保存して，つぎの解析のときにワークスペースに読み出して使うことが可能です。ここまでの進展を保存しておきましょう。

〔1〕**データの保存**　現在ワークスペースにある変数のすべてを，ワークスペースごと保存したい場合は，コマンドラインから

```
>> save work0511
```

のように「save ファイル名」の順で入力します。日付などを含むファイル名にしておくと，実験ノートを見ながら作業の確認ができて便利です。実際にワークスペースの中身が保存されているかどうかを確かめるために

```
>> clear
```

を入力して，ワークスペースの中身を削除してから

```
>> load work0511
```

と入力して（あるいは「ホーム」→「開く」から）保存したワークスペースを読み込んで確認してください。もしすべての変数ではなく，特定の変数のみ（例えば closeEEG のみ）を保存したい場合はつぎのように入力します。

```
>> save val0511 closeEEG
```

save の直後に保存したいファイル名（この例では val0511）を指定し，そのつぎにワークスペース上の変数の名前を指定します。ワークスペース上の変数名と同じファイル名を付けても構いません（「save closeEEG closeEEG」など）。いずれの場合でも，load で読み込むと元のワークスペース上の変数名で読み込まれます。ワークスペースや変数は，脳波データと同じく，「*.mat（mat ファイル）」として保存されます。

〔2〕**図の保存**　図の保存は，Figure ウィンドウで「ファイル」→「保存」を選ぶか，Figure ウィンドウをアクティブにした状態で「Ctrl」キーと「S」のショートカットを入力することで行います。「名前を付けて保存」ウィンドウで，ファイル名を付けて保存します。図のファイルには，「*.fig」という拡張子が付きます。

発表用に図を Word や PowerPoint に貼り付けたい場合は，いくつかの方法があります。まず直接 Word や PowerPoint に貼り付ける方法ですが，「編集」→「Figure のコピー」を選び，そのままオフィスソフトに切り替えてからペーストすると図を貼り付けることができま

22   2. MATLAB の基本操作

す。プレゼンテーションなど画面上で見るには，この方法が最も適していますが，印刷資料にする場合はプロットの線が細すぎて見えにくくなることもあるので，事前に確認することをおすすめします。つぎに画像ファイルとして保存する方法ですが，fig ファイルの保存と同様に「ファイル」→「名前を付けて保存」を選び，「ファイルの種類」を変更すると，PDF や BMP ファイル，EPS ファイル，JPEG や PNG などの各種画像ファイル形式で保存することができます。PDF・EPS 形式は文字の配置が Figure ウィンドウに表示されていたものと変わってしまうことがあり，JPEG・PNG 形式は画質が落ちるので，BMP 形式がおすすめです。筆者は論文等に使用する図については EPS 形式で保存し，必要に応じて Adobe 社の Illustrator で文字のずれやフォント，線幅等を変更して仕上げることが多いです。やや高度ですが，C++ や文書オブジェクトモデル（DOM）の知識がある読者であれば，MATLAB Report Generator クラス「mlreportgen.dom」を使うことによって MATLAB で出力可能なすべての結果（プログラムのコードや図など）を Word，PowerPoint，HTML，PDF などの書式に変換して一括表示，保存することができます。

2章で学習した MATLAB コマンド一覧

cd	ディレクトリの移動
load name	MATLAB データ「name.mat」のワークスペースへの読み込み
figure(x)	図のウィンドウ「Figure x」を選択し（ウィンドウが開いていない場合は新規作成），描画できる状態にする（x は整数）。 ウィンドウ番号の指定を行わずに figure; と入力すると新規の図のウィンドウを作成する。ウィンドウ番号（Figure x の「x」）はこれまで使用されていないウィンドウ番号の中で最も小さい非負の整数になる。
plot(x,y)	x を横軸，y を縦軸の値として線グラフを描く（x, y は数値データ）。
length(x)	ベクトルまたは行列 x の最大の次元の長さを返す。
xlabel('xx')	x 軸に xx という文字列をラベルとして表示する。MATLAB では，文字列はシングルクオーテーション「'」で囲む。
ylabel('yy')	y 軸に yy というラベルを表示する。
title('text')	図の中央上部に文字列 text を表示する。
xlim([xmin,xmax])	x 軸の表示範囲を xmin ～ xmax までとする。
ylim([ymin,ymax])	y 軸の表示範囲を ymin ～ ymax までとする。
subplot(a,b,c)	一つの Figure ウィンドウを縦 a 個，横 b 個の領域に分割し，その c 番目（左上から右下の順番）の領域を描画の対象にする。
for ii = 1:n … end	for と end で囲まれたコマンドを ii が 1 から n になるまで繰り返す。1 回ループを繰り返すたび，ii の値は 1 ずつ大きくなる。C 言語のように，ii++ などインデックスを増加させる命令をループの中に書かなくてよい。
annotation()	Figure ウィンドウの中にテキストや矢印，図形などの注釈を加える。さまざまな設定が可能なので，本文中に取り上げた以外の使用法については MathWorks 社のオンラインドキュメンテーションを参照のこと。 https://jp.mathworks.com/help/matlab/ref/annotation.html（2018 年 3 月現在）

2章で学習した MATLAB コマンド一覧　　*23*

（つづき）

edit	エディターで新規スクリプトを開く。既存の m ファイル（ファイル名「test.m」）を開きたい場合は，edit test あるいは edit test.m と入力する。
save name	ワークスペースを「name.mat」という名前で保存する。特定の変数のみ「name.mat」に保存したい場合は，「save name　保存したい変数名」とする。
clear	ワークスペース内の変数をすべて削除する。

3章 自発脳波データの周波数解析

　本章からは，医工学・脳科学・心理学分野の研究においてよく用いられる生体信号である脳波（自発脳波，誘発脳波），心電図，筋電図，fNIRS を取り上げ，3〜7章にかけて，それぞれの生体信号の原理と計測方法，これらの生体信号の中のどのような特徴を解析対象とするのかを概説した後，MATLAB を用いた具体的な信号処理の方法について説明します。本章は自発脳波の解析方法を取り上げています。脳波に関する基礎的な知識があり，MATLAB を用いた実際の信号処理の方法のみを効率よく学びたい方は 3.3 節から読み進めてください[†]。

3.1 脳波の原理と計測方法

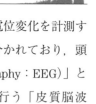

　脳波とは脳内の神経細胞（ニューロン）の電気的な興奮がつくる微小な電位変化を計測するものです（図 3.1，図 3.2）。脳波は電極を配置する場所によって名称が分かれており，頭皮上に電極を設置して計測する方法を一般的に「脳波（electroencephalography：EEG）」と呼びます。そのほか，脳表面にシート状の電極を直接設置して計測を行う「皮質脳波（electrocorticography：ECoG）」や針状の電極を脳の実質内に挿入して計測する方法もありますが，本書では最も広く使われている脳波（EEG）の原理と計測方法についてのみ説明します。

〔1〕**脳波の原理**　脳内の神経細胞は，末梢の感覚器やほかの神経細胞同士とシナプスと呼ばれる化学的な結合でつながり合っており，ネットワークを形成しています。例えば「音が聞こえる」という行動は，空気の振動が鼓膜を介して内耳に伝わり，内耳の有毛細胞という機械受容器（物理的な動きを電気信号に変換する）を興奮させることによって電気信号（活動電位）が発生し，これが聴神経を通じて脳の視床へと伝わり，さらに視床の神経細胞の興奮が大脳皮質聴覚野の神経細胞を興奮させることによりはじめて達成されます（図 3.1（a））[5]。神経細胞同士をつなぐシナプスには「興奮性」と「抑制性」の二つがあり，情報を伝える側の神経細胞がシナプスに放出する化学物質（神経伝達物質）の種類によって，

[†] サンプルデータは本書の書籍詳細ページからダウンロードできます。
www.coronasha.co.jp/np/isbn/9784339072457/

3.1 脳波の原理と計測方法

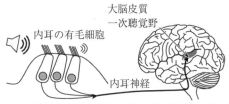

音波の振動により機械的刺激を受けて発火（活動電位の発生）

聴覚は，外耳から入った音波が内耳の有毛細胞を機械的に刺激することで発生した活動電位が，内耳神経により伝達されて大脳皮質一次聴覚野の神経細胞（ニューロン）の興奮を引き起こすことで知覚される。

（a）

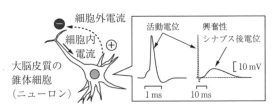

大脳皮質の錐体細胞（ニューロンの一種）に生じる活動電位と興奮性シナプス後電位の例。活動電位に比べて，興奮性シナプス後電位は持続時間が長い。

（b）

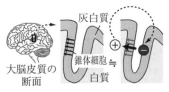

神経細胞は大脳皮質の表面（灰白質）に沿って存在する。特定の機能を持つ神経細胞は空間的に近いところに密集しており，刺激に対していっせいに興奮するため，興奮性シナプス後電位の時空間的な重畳が生じて頭表に電位信号が発生する。これを計測したのが脳波である。

（c）

図 3.1 脳波の発生と計測原理

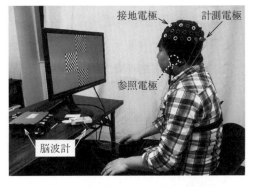

図 3.2 脳波計測の例（視覚誘発電位）

26   3. 自発脳波データの周波数解析

情報を受け取る側の神経細胞の細胞体の電位を増加させたり（興奮性シナプス：陽イオンを細胞内に流入），低下させたり（抑制性シナプス：陰イオンを細胞内に流入）します。一つの神経細胞はほかの神経細胞から絶えず興奮性，抑制性の入力を受け取っており，細胞体の電位はそれらの総和となります。例えば音に対する聴神経の活動は，大脳皮質聴覚野の神経細胞へ興奮性シナプス入力を与えます。その結果，聴覚野の神経細胞の細胞内電位が上昇し，ある閾値を超えると聴覚野の神経細胞自体が電気的に興奮し，活動電位を発生します（図（b））。活動電位は数十 mV 程度の強度がある一方で持続時間が 1 ms 程度と短く，例えば音刺激に対して聴覚野の一定数のニューロンが活動したとしても，それらの活動電位が時間的に完全には同期しないため，重ね合わせた皮質上の電位は脳と頭表の間に存在する脳脊髄液や頭蓋骨，頭皮などの影響によって減衰し，頭表上の EEG 電極では活動電位による電気的変化をとらえることはできません。その一方で，神経細胞を興奮させるためにシナプスから細胞体に流れ込んだ陽イオンは，活動電位が発生する前後で数十〜 100 ms の時間にわたって細胞体の電位を増加させ，これを興奮性シナプス後電位と呼びます [6], [7]。興奮性シナプス後電位は単独では活動電位より強度が小さいものの，複数の神経細胞間で空間的，時間的に重なり合って十分な強度の電位信号となります。したがって EEG で観測する脳活動の実体は，皮質の興奮によって生じた興奮性シナプス後電位の集合的電気活動となります（図（c））。頭表で観測されうる強度（数〜数十 μV）の電気活動を発生させるには，およそ 6 cm³ の神経細胞が活動する必要があります [8]。大脳皮質の厚さは数 mm 程度であることを考えると，数 cm 四方の広さの皮質が活動してやっと頭表から観測できるということになります。それに対して外部からは交流ノイズが重畳するほか，計測中の顔の動きによる頭部筋活動（〜数 mV）や，瞬きによる角膜電位の変化（眼球表面はつねに正に帯電しており，眼球の動きや瞬きなどによって前頭部の皮膚表面に電位変化が生じる。〜数 mV）が脳波電極の計測値に影響します。脳波が非常に精密な計測であり，外部や脳以外の筋の電気信号などによるノイズに対して脆弱だということがおわかりいただけると思います。

〔2〕 **脳波の計測方法**　　脳波は生体表面の電位計測ですから，テスターやオシロスコープと同様に，脳波計も陽極と陰極の二つの電極間の電位を計測する装置です。ただし数 μV 〜 mV 単位の非常に微弱な電位を計測するために，ゲインの大きい増幅器を使用し，計測対象の生体においてゼロ電位と見なしてよい基準点の電位も脳波計に入力することで安定した計測ができるようにしています。図 3.2 は脳波計測の一例です。頭部に 1 個あるいは複数個の陽極電極を装着し（計測電極あるいは単に電極（electrode）と呼ばれる），片方あるいは両方の耳朶（耳たぶ）にクリップ状の陰極電極（参照電極，reference electrode）を装着します。ゼロ電位を決める接地電極（ground electrode）は前頭部に設置することが一般的です。参照電極は脳活動による電気的な影響を受けない部位が理想的ですが，耳と頭皮は

電気的につながっているため，参照電極の近傍で脳の電気活動が生じると電位差が小さくなり，信号強度に影響する可能性があります。よって両方の耳朶の電位を計測してその平均電位から各計測電位との電位差を求めたり，すべての計測用電極の電位の平均値を参照電位としたりするなどの re-referencing の手法がいくつか存在し，目的によって使い分けられています。

　電極の配置には国際 10-20 法という方法が広く用いられます。これは，眉間の中心の鼻根部（nasion）と後頭結節（inion，首の後ろの頭蓋骨の付け根から上へ指を這わせたときに最も骨が隆起しているところ）を結ぶ前後方向の線と，左右の耳介前点（preauricular point）を左右に結ぶ線をそれぞれ 10：20：20：20：20：10 に分割した点を基準として電極を配置していく方法です（**図 3.3**）。国際 10-20 法では頭部に 19 個の計測電極を配置して計測を行いますが，これらの計測点の間をさらに細かく区切って高密度に電極を配置した国際 10-10 法や国際 10-5 法も使用されます。2000 年頃までは電極位置を頭部にマークした後，皿電極を 1 個ずつ配置していく方式がほとんどでしたが，近年では電極の配置を容易にするための脳波キャップ（図 3.2）や，あらかじめ電極がシート状に配列されたネット電極を用いて計測を行うシステムが多くなってきています。

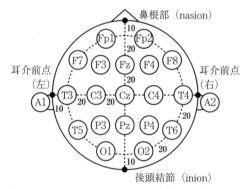

太字の数字は，左右の耳介前点と頭頂を結ぶ頭部の左右方向の長さ，鼻根部と後頭結節を頭頂部あるいは耳介前点を介して結ぶ頭部の前後方向の長さを 100 としたときの電極位置の分割割合〔%〕を表している。電極の名称は，Fp：frontal pole（前頭極），F：frontal（前頭），C：central（中心溝周辺），T：temporal（側頭），P：parietal（頭頂），O：occipital（後頭），A：auricle（耳介）を表し，奇数が左半球，偶数が右半球に位置するように配置されている。正中線上の電極には z を用いる。電極 A1，A2 は耳朶に装着される。

図 3.3 国際 10-20 法による電極配置

　設置した電極と頭表との間に汚れや髪の毛などが存在すると接触抵抗が高くなり（**図 3.4** の Z_1（電極インピーダンス，接触抵抗などと呼ばれます）），電極と頭皮との間で電圧降下が生じるために，脳波計で計測される電位（脳波の計測値（図中 V））が減少して正確な計測の妨げとなります。このため，電極の表面に導電性のペーストやジェルを塗布して頭表と

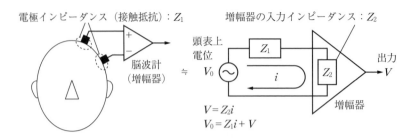

図 3.4 電極インピーダンスによる測定脳波電位の電圧降下

増幅器で計測される電圧（脳波信号）は，頭表に発生した電位から，電極の接触抵抗（電極インピーダンス Z_1）による電圧降下を受けた残りの電圧となる（右図の等価回路を参照）。Z_1 が増幅器の入力インピーダンス（Z_2）よりも非常に大きい場合は出力 V が小さくなり，計測される信号の S/N（signal to noise ratio，信号の振幅／ノイズの振幅）が低下する。また多点電極による計測において各電極の電極インピーダンスにばらつきがある場合には，頭表上電位の空間分布を正確に計測できない。このため，導電性ペースト・ジェルの使用や，皮膚の前処理などによりすべての電極の電極インピーダンスを均一に低下させる必要がある。

電極を密着させます。電極の形状は皿形のものから，筒状になっていてジェルをシリンジなどで注入するものなどさまざまです。電極を設置したら，電極と頭表との接触抵抗を電極一つずつ計測し，電極間で接触抵抗にばらつきがなく一定値以下（5～10 kΩ 以下）であることを確認します。接触抵抗が高いときには頭表をアルコールで清拭したり，研磨剤の入ったジェルで皮膚表面を処理したりする場合もあります。最近は電極の内部に高インピーダンスの電気回路を内蔵したアクティブ電極を採用する脳波計（図中 $Z_2 \gg Z_1$，電極インピーダンスによる電圧低下の影響を無視できる大きさとするもの）も増えており，厳密な皮膚の前処理を必要としない場合もあります。いずれにせよ脳波は微弱な信号であるため，被験者は頭皮を清潔に保ち（整髪料やメイクを落としてもらう），実験中は顔や体を動かさず，瞬きを控えるように実験者が指示を与えるなどの工夫が必要です。

脳波は 0.5～30 Hz の周波数帯を持つ信号であるため（詳細は 3.1 節〔3〕を参照），脳波計ではサンプリング周波数 200～2 kHz，交流周波数を遮断するノッチフィルタを使用して計測されます。サンプリング定理から考えるとサンプリング周波数が高すぎるように感じるかもしれませんが，脳波の最大の利点である時間分解能の高さを活かすために比較的高いサンプリング周波数での計測が好まれます。例えば，聴覚検査や脳死判定のために臨床で用いられている聴性脳幹誘発電位は，感覚刺激を与えてから 10 ms 以内につぎつぎと発生する聴神経，橋，中脳からの電気的応答を分解能よく計測するため，20 kHz 以上のサンプリング周波数が用いられます。また，脳波を利用して機械やコンピュータのカーソルなどを動かすブレインコンピュータインターフェース（BCI）には，特定の周波数帯域の自発脳波活動を意図的にユーザーが変化させることで入力させるものがあります。脳波から特定の周波数パワーを検出するためにはフーリエ変換などの周波数解析が必要ですが，こうした解析では

3.1 脳波の原理と計測方法　　*29*

1秒当りのサンプリング点が多いほど周波数分解能が向上します（詳細は3.3節参照）。一方で高すぎるサンプリング周波数はメモリを多く消費し，解析の時間コストも上がります。脳波計測の目的に応じてサンプリング周波数を選択することが必要です。

〔3〕　**脳 波 の 種 類**　　脳波の種類には大きく分けて①自発脳波と②誘発脳波の2種類があります（**表**3.1）。自発脳波はなにもしていないときでも連続的，律動的に発生している数十μV程度の脳活動で，2章で見たように生データ（計測器から保存された状態の信号処理を行っていないデータ）からでも確認することができます。安静状態であるにも関わらず律動的に変動する自発脳活動が生じるのは，大脳皮質の神経細胞と全身の情報を伝達する視床の神経細胞との間に双方向性の回路が形成され，一定の周期で興奮と抑制を繰り返しているからであると考えられていますが，詳しいことはまだわかっていません。一方の誘発脳波は外部からなんらかの刺激（光刺激，音刺激，匂い刺激など）が与えられたときに一時的に生じる脳活動で，自発脳波に比べて振幅は0.1〜数μVと非常に小さく，4章に述べる加算平均処理を行って観察します。誘発脳波はさらに誘発電位（evoked potentials：EP）と事象関連電位（event related potentials：ERP）に分類されます。誘発電位とは，外部刺激（例えば，光）が末梢の受容器（網膜）で受容されてから一次感覚野へ刺激が伝達されるまでの数〜200 msの短い期間に生じる脳活動を指しており，刺激の物理的強度が大きいほど，刺激を受ける神経細胞が増加するため振幅が増大します（強い光を見せるほど，一次視覚野での視覚誘発電位の振幅が増加する）。一方で事象関連電位は，刺激の強度ではなく，刺激に関連した内的な精神活動の変化によりその振幅や潜時（刺激開始から誘発電位がピークに至るまでの時間，百数十〜数百 ms）が変化します。具体的には，コントラストを合わせた「知らない人の顔写真」と「お母さんの顔写真」では，光刺激としての物理的強度は同じですが，おそらく後者の写真を見た瞬間に「あ，お母さんだ！」という強い注意が引き起こされるはずです。この注意の有無によって変化する誘発電位が事象関連電位です。誘発脳波については4章で詳しく説明します。

表3.1　脳波の種類

種　　類		特　　徴	信号強度
自発脳波		生命活動を行っている脳からつねに観測される連続的，周期的な電気的活動	数十μV
誘発脳波	誘発電位	音，光などの外部刺激に同期し，刺激強度に依存して強度が変化する短潜時（数〜200 ms）の電気的活動	0.1〜数μV
	事象関連電位	音，光などの外部刺激に同期し，刺激に対する内的応答（注意，情動）に依存して強度が変化する電気的活動	

3.2 自発脳波の種類と信号処理

自発脳波は注意や覚醒状態，感覚刺激の有無，意思などによってその強度や位相が変化するため，特定の行動に関係する脳活動の特徴を抽出するなどの研究が行われています。また，安静状態の自発脳活動の強度や空間的な分布と，認知機能や特定の精神疾患との関係性が近年明らかになってきており，これまで問診や自覚症状に頼った診断を行っていた認知症などの精神疾患の定量的スクリーニング手法として応用が期待されています。脳波は複数の周波数帯域の成分を含んでいますが，それぞれの周波数帯域の成分には表3.2のように名称が付けられており，覚醒状態の変化や感覚受容，運動意図などによってその振幅や位相が変化することが知られています。

表 3.2 自発脳波の周波数帯域

名　称	周波数帯域	脳機能との関連
δ（デルタ）波	0.5～4 Hz	深いノンレム睡眠時に出現する。
θ（シータ）波	4～8 Hz	浅いノンレム睡眠時に出現する。知的活動との関わりも示唆されている。
α（アルファ）波*	8～13 Hz	覚醒・安静・閉眼時に優位となる。開眼，知的活動，運動などにより減弱する。
β（ベータ）波	13～30 Hz	知的活動の遂行，運動の停止などに応じて出現する。

* 運動野，体性感覚野付近で生じる α 波帯域の活動は運動の想起や実行，触刺激などによって変動するため，運動関連自発脳波として μ（ミュー）波と呼ばれることもある。

それぞれの周波数帯域の脳波と生体の状態との関係については，覚醒時には α 波優位の状態であるものが入眠に従って θ 波優位となり，睡眠深度の増加に沿って δ 波が出現するなど，関係性がはっきりと証明されているものもありますが，感覚受容や注意といった特定の脳活動によって律動的活動の強度が増大する場合も減少する場合もあり，これらの脳活動ネットワークの機序は完全には説明されていないのが現状です。ヒトの脳波には β 波より高い 70 Hz 程度までの γ（ガンマ）波成分も存在しますが，同じ周波数帯域を持つ筋電図信号などとの判別が難しいため，覚醒時頭表脳波の解析ではおもに $\theta\sim\beta$ 波の範囲を解析する場合がほとんどです。

自発脳波は上述したように律動的な信号であるため，信号処理は特定の周波数帯域のパワー値や位相を見る解析が中心となります。一定の時間帯において計測された自発脳波の周波数成分の強度を解析するために，フーリエ変換による周波数解析や，ウェーブレット変換による時間周波数解析が用いられます。以下の節では，2章で見てきた閉眼時の自発脳波と，同じ被験者の開眼時の自発脳波のサンプルデータを用いて，フーリエ変換によって α 帯域の脳波のパワースペクトルを比較する解析を行います。

3.3 MATLABによる自発脳波のフーリエ変換

〔1〕**脳波データのパワースペクトルの描画** MATLABを起動し，サンプルデータが保存されている「EEGsample」フォルダーへ移動した状態からはじめます。データの詳細については表2.1，表2.2を見てください。ここでは，開眼時脳波「open.mat」と，閉眼時脳波「close.mat」を使用します。まず，サンプルデータの最初の数秒間の部分にはゲイン調節時のノイズが含まれるため，このノイズ部分を除いた脳波のデータを新しく定義します。2章から読み進めてきてすでに抽出されたデータを作成している方は，この部分は飛ばしてください。また，本章で使用するMATLABコマンドは「chapter3scripts.m」にまとめてありますので参考にしてください。

```
>> load open                                % 開眼時のデータをオープン
   % ワークスペースには「y」という変数名で読み込まれることに注意
>> openEEG = y(:, 256*10+1:length(y));      % 開眼時の10秒目以降のデータを抽出
>> load close                               % 閉眼時のデータをオープン
>> closeEEG = y(:, 256*10+1:length(y));     % 閉眼時の10秒目以降のデータを抽出
```

2章で閉眼時自発脳波を描画して観察したときには，後頭部のOz電極においてα波帯域と考えられる脳波活動を確認することができました（図2.6）。まずは，このOz電極の閉眼時脳波に対して以下のようにフーリエ変換を行い，この脳波の周波数分布を確かめてみましょう。

```
>> data = closeEEG(8,:);        % Oz電極（Ch7）のデータを抽出。データの1行目は時刻
>> fftdata = fft(data);         % 関数fftによる高速フーリエ変換
```

高速離散フーリエ変換（fast Fourier transform：FFT）f_j は n（データの個数）を自然数，e をネイピア（オイラー）数，i を虚数単位としてつぎの式で表されます。

$$f_j = \sum_{k=0}^{n-1} x_k e^{-i\frac{2\pi}{n}jk} \qquad (j=0, 1, \cdots, n-1)$$

計算されたワークスペースの「fftdata」をダブルクリックし，定義通りにフーリエ変換の結果が虚数となっていることを確認しましょう（**図3.5**）。

つぎに，この信号のパワースペクトルを図示してみます。パワースペクトルとは，周波数スペクトルの絶対値の2乗値の分布であり，信号に特定の周波数成分がどのくらい含まれているかを観測するのに有用な指標となります。パワースペクトルは振幅の2乗値の指標であるため，脳波データの場合はその単位は〔μV²〕となります。

```
>> pow_fftdata = abs(fftdata).^2/length(fftdata);    % absは絶対値をとる関数
>> figure(1); plot(pow_fftdata);                     % plot関数による図示
```

32   3. 自発脳波データの周波数解析

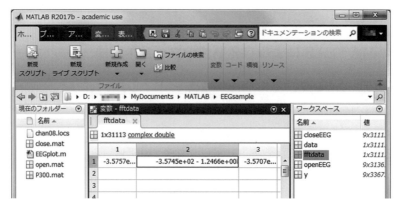

図 3.5 脳波データの FFT

図 3.6 のようなパワースペクトル分布が得られます。左右対称な形をしているのがわかるでしょうか。関数 fft により得られる結果の変数 fftdata には，1 行目から順に「スペクトルの直流成分強度」「正の角周波数に対応するスペクトル強度」「負の角周波数に対応するスペクトル強度」が出力されます。パワースペクトルの表示を行うために実質的に必要なのは，前半の半分+1 個までのデータとなります。

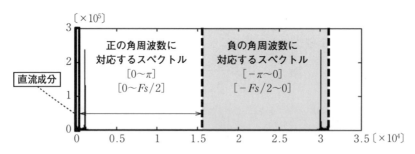

図 3.6 FFT により得られるスペクトル強度分布

　パワースペクトルを保存する変数 pow_fftdata には，パワースペクトルの定義に沿って，スペクトルの絶対値の 2 乗を abs(fftdata).^2 として入力します。abs は絶対値をとる関数，.^2 は abs(fftdata) の各要素について 2 乗するという意味です。ドット「.」を付けることにより，ベクトルの各要素同士の演算（この場合は 2 乗の計算）を行うことができます。2 乗値をデータの長さで除しているのは，データ長によらず信号の総パワー値を一定にするための正規化処理です。

　つぎに，パワースペクトルの図（Figure 1，図 3.6）の横軸を見てください。データ点の個数と同じになっています（「ワークスペース」で，「data」「fftdata」「pow_fftdata」のサイズが同じであることが確認できます）。スペクトルの解析を行うために，横軸に実際の周波数に対応したラベルを付けてみましょう。標本化定理により，標本化によって取り込むことのできる最大の周波数はサンプリング周波数 Fs の半分（$Fs/2$：ナイキスト周波数）ですか

ら，図3.6に示した「直流成分」と「正の角周波数に対応するスペクトル」の部分が，0〜$Fs/2$〔Hz〕までに対応することになります。パワースペクトルの表示では，この片側スペクトルをパワースペクトルとして表示します。したがって，パワースペクトルの周波数軸の目盛（インデックス）を変数 freq として定義し，freq を横軸として片側パワースペクトル singlePow を描くと以下のようになります。

```
>> freq = 0:256/(length(pow_fftdata)-1):256/2;  % 周波数解像度の設定
>> singlePow = [pow_fftdata(1), 2*pow_fftdata(2:length(freq))];
>> figure(2); plot(freq, singlePow);
    % 横軸が freq, 縦軸がスペクトル強度 singlePow
```

1行目の周波数のインデックス freq を指定するときに，freq = a:b:c のように書きました。これは，「a〜c までの範囲で，b ごとに増加する数列を freq とする」という意味です。コロン「:」を使った書き方は2章でも取り上げましたが，b の部分を省略すると数列は1ずつ増加します。以下に例を示します。

```
>> ii = 1:5                    % 1〜5まで1ずつ増える数列を定義
ii =
        1    2    3    4    5
>> ii = 1:2:5                   % 1〜5まで2ずつ増える数列を定義
ii =
        1    3    5
```

freq は，「0 Hz からナイキスト周波数の範囲で，サンプリング周波数を「データ点数−1」で除した周波数解像度ごとに増える数列」を定義しています。図3.6と比較してみてください。また2行目で変数 singlePow を定義する際，直流成分はそのままとし，片側スペクトルの正の角周波数に対応するパワー値を2倍しました。これは，表示しない負の角周波数のパワー値も合わせて表示することで，元の信号とのエネルギーの総和を保存するためです。図の内容を理解したところで，パワースペクトルの図に軸の名称を付け，表示する周波数帯域を制限することで観察しやすくしてみましょう。

```
>> xlabel('Frequency [Hz]'); ylabel('Power [¥muV^2]');
>> xlim([0,50]);
```

xlabel，ylabel，xlim は2章で出てきたコマンドですが，ここではプログラム1行目の太字の部分と描画された**図3.7**とを見比べてみてください。

　MATLAB には TeX マークアップという機能があり，組版処理システム TeX の書式に対応したギリシャ文字や記号，上付き・下付き文字などが表現できるようになっています。μ（¥mu）や α（¥alpha），上付き文字（^）などは脳波処理でもよく使われるので覚えておくとよいでしょう。コードの一覧は，MathWorks 社の MATLAB ドキュメンテーション内に一覧表[9]があるので参考にしてください。

3. 自発脳波データの周波数解析

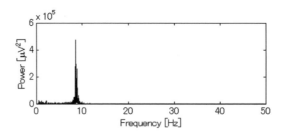

図 3.7 Oz 電極における閉眼時自発脳波（2分間）のスペクトル強度

図 3.7 より，2章の図 2.6 で観察したことと一致して，閉眼時には 8〜9 Hz 付近に大きなピークがあり，α 波帯域の活動が強いことがわかります．つぎの〔2〕で，開眼時のデータも同様に描画し，開閉眼による自発脳活動の変化を比較してみましょう．

〔2〕 **開閉眼による脳波スペクトル強度の比較**　〔1〕と同様に開眼時の脳波データ「openEEG」についても同様に図示を行い，開眼時と閉眼時のパワースペクトル分布の違いを検討してみます．subplot を使用して，図の上下に開眼時と閉眼時のパワースペクトル強度分布を提示するようにしてみます．下記のコマンドを，意味を考えながら実行してみてください．

```
1  >> data2 = openEEG(8,:);            % 開眼時 Oz 電極（Ch7）のデータを抽出, data2 とする
2  >> fftdata2 = fft(data2);           % FFT を行った結果を fftdata2 とする
3  >> pow_fftdata2 = abs(fftdata2).^2/length(fftdata2);
   % パワースペクトル算出
4  >> freq2 = 0:256/(length(pow_fftdata2)-1):256/2;
   % データ長が変化するため周波数解像度も変化することに注意
5  >> singlePow2 = [pow_fftdata2(1), 2*pow_fftdata2(2:length(freq2))];
   % 片側スペクトルの算出
6  >> figure(3); subplot(2,1,1);       % 閉眼時脳波スペクトルの描画
7  >> plot(freq, singlePow);
8  >> xlabel('Frequency [Hz]'); ylabel('Power [\muV^2]'); title('Close');
9  >> subplot(2,1,2);                  % 開眼時脳波スペクトルの描画
10 >> plot(freq2,singlePow2);
11 >> xlabel('Frequency [Hz]'); ylabel('Power [\muV^2]'); title('Open');
12 >> for ii = 1:2                     % 縦軸・横軸範囲を統一する
13 subplot(2,1,ii); xlim([0,50]); ylim([0,6*10^5]);
14 end
```

図 3.8 のような比較の図ができたでしょうか．0〜5 Hz の低周波数領域の強度はほとんど変化がないのに対し，8〜9 Hz 付近の α 帯域の活動が開眼時では減衰することがわかります．自発脳波の強度はこのように開閉眼などの条件に対して変化するほか，同じ条件下でも前頭部と後頭部などの部位の違いによってもその強度が変わります．ほかのチャンネルの脳波についても強度を計算して，パワースペクトルを図示してみるとよいでしょう．

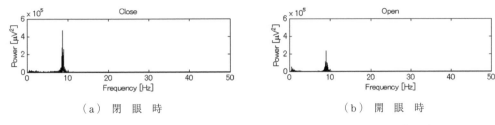

(a) 閉眼時　　　　　　　　　　　　(b) 開眼時

図 3.8 Oz 電極における閉眼時・開眼時の自発脳波スペクトル強度（2分間）の変化

3.4 スペクトル解析を応用した自発脳波解析の手順

　自発脳波を用いた脳科学や心理学の実験では，θ 波，α 波，…といった脳波の帯域ごとに，注目している時間帯の脳波データのスペクトル強度を抽出して，条件間で比較するということがよく行われます．また脳波を利用した工学研究では，脳波から抽出した一定時間のスペクトル強度を特徴量として，先述した BCI への応用や，情動の評価アルゴリズムの開発などの研究がなされています．ここではこうした研究に必要となる，脳波データから特定の周波数帯域のパワー値を算出するプログラムを作成し，条件間でのパワー値の比較や，脳波パワーの強度をトポグラフィマップ（頭表上のスペクトル強度を，色や線で等高線のように表したマップ）として表示する方法を紹介します．

〔1〕**脳波スペクトル強度の算出プログラム**　3.3 節までの解析で，後頭部（Oz 電極）における開眼時と閉眼時の自発脳波の特徴の違いは，α 波帯域（表 3.2）で顕著であることがわかりました．ここでは下記に示す関数 powercalc を作成して，8 〜 13 Hz の α 波帯域のパワー値を算出し，開眼時と閉眼時のデータで比較をしてみましょう．関数の記述方法，実行方法については 2.4 節〔3〕を参照してください．

```
                       powercalc.m
1  function [power8_13] = powercalc(EEG, Ch)
2  % コマンドラインで EEG データ（「closeEEG」/「openEEG」）をロードし，
3  % スペクトルを描きたいチャンネル（Ch）も一緒に入力する．
4  % 8 〜 13 Hz のパワーを表示し，変数 power8_13 に入れて返す．
5  % 使い方：
6  % >> aa = powercalc(closeEEG,6)
7  %     データ「closeEEG」のチャンネル 6 のパワースペクトルを表示し，
8  %     8 〜 13Hz のパワーを表示する．aa という変数にパワー値を返す．
9
10 data = EEG(Ch+1,:);                       % フーリエ変換したいチャンネルを選ぶ
11 fftdata = fft(data);                      % fft はフーリエ変換する関数
12 pow_fftdata = abs(fftdata).^2/length(fftdata);   % abs は絶対値をとる関数
13 freq = 0:256/(length(pow_fftdata)-1):256/2;      % 周波数の目盛を設定
14 singlePow = [pow_fftdata(1), 2*pow_fftdata(2:length(freq))];
15 figure; plot(freq, singlePow);            % スペクトルの表示
```

36   3. 自発脳波データの周波数解析

```
16
17   mini = find(freq < 8, 1, 'last');          %  8 Hz 未満で最大の行数を見つける
18   maxi = find(freq < 13, 1, 'last');         %  13 Hz 未満で最大の行数を見つける
19   power8_13 = sum(singlePow(mini+1:maxi));    %  スペクトルパワーを計算
```

入力引数は二つあり，第 1 引数が脳波データの EEG，第 2 引数がチャンネルを指定する Ch
です。出力の power8_13 が α 波帯域の累積パワー値となります。最後の 3 行分が新しく加
わった部分です。ここではまず，周波数解像度のインデックスを与える変数 freq の中で，
どの範囲が α 波帯域であるかどうかを調べるために関数 find を使用しています。find は，
第 1 引数の条件（ここでは freq<8 または freq<13）に当てはまる freq のインデックス
（freq で条件を満たしている要素が何番目にあるかの情報）を返します。第 2，第 3 引数に
1 と 'last' を指定することにより，条件を満たすインデックスのうち，「最後（'last'）
から 1 番目」のインデックスを返すように指定しています。つまり，変数 mini には「freq
中で 8 Hz を超えない最大のインデックス」，maxi には「freq 中で 13 Hz を超えない最大
のインデックス」が入力されます。つまり，パワースペクトルの変数 singlePow におい
て，8 Hz 以上 13 Hz 未満のパワー値が保存されているのは mini+1 〜 maxi 番目というこ
とになります（実際に freq をダブルクリックして開き，mini+1 番目と maxi 番目の周波
数が目的と一致するか確認してみましょう）。最後の行では，α 波帯域のパワー値として，
8 Hz 以上 13 Hz 未満の範囲に含まれるスペクトル振幅強度を関数 sum により足し合わせて
います。ほかの周波数帯域についても調査したい場合は，同様に目的の周波数がデータのど
の部分に含まれているかを特定して計算します。

　実際に閉眼時と開眼時のサンプルデータについて，2 分間の α 波帯域のスペクトル強度を
算出すると下記のようになり，大きな違いがあることが確認できます。今回は数値を画面で
確認するために，コマンドの最後にセミコロン「;」を付けずに入力しています。2，3 行
目，5，6 行目は MATLAB の応答として自動的に画面に表示されますので入力する必要はあ
りません。

```
1   >> close_alpha = powercalc(closeEEG(:, 1:256*120), 7)
2   close_alpha =
3      8.4373e+06
4   >> open_alpha = powercalc(openEEG(:, 1:256*120), 7)
5   open_alpha =
6      4.1014e+06
```

ここで e+06 は数値の指数表現で，10 の 6 乗（10^6）と同じ意味です。ネイピア数（exp）
とは異なるので注意してください。小数にも使え，0.001 は e-03 と記述します。

〔2〕　**閉眼時と開眼時の α 波スペクトル平均強度の図示**　　自発脳波の研究では，異なる

3.4 スペクトル解析を応用した自発脳波解析の手順　　*37*

実験条件下で，脳波の各周波数帯のスペクトル強度に統計的な差があるかどうかを調べることがしばしば行われます。自発脳波のスペクトル強度変化が，認知や注意に関わる内的な変化を表現していると考えられるためです。ここではまず，サンプルデータの「openEEG」と「closeEEG」における α 波帯域のパワースペクトル強度を 1 秒ごとに算出し，開眼時と閉眼時の α 波帯域活動の変化を図示してみましょう。データ全体の α 波帯域活動強度を計算する「powercalc.m」を改造して，1 秒ごとの活動強度を出力する「powercalc2.m」を作成します。

――――――――――――― powercalc2.m ―――――――――――――

```
1   function [s_power] = powercalc2(EEG, Ch)
2
3   %% 実験条件の記述
4   original_data = EEG(Ch+1,:);          % フーリエ変換したいチャンネルを選ぶ
5   Fs = 256;        % サンプリング周波数
6   Datalen = 1;   % 切り出すデータ長〔秒〕
7   Period = 120; % 解析時間〔秒〕
8   minf = 8;       % スペクトルを計算する周波数帯の下限〔Hz〕
9   maxf = 13;      % スペクトルを計算する周波数帯の上限〔Hz〕
10  s_power = zeros(1, fix(Period/Datalen));   % 結果を入れる変数の初期化
11
12  %% 共通する周波数インデックスの計算
13  freq = 0:Fs/(Datalen*Fs-1):Fs/2;      % 周波数の目盛を設定
14  mini = find(freq<minf, 1, 'last');    % 周波数の下限未満で最大の行数
15  maxi = find(freq<maxf, 1, 'last');    % 周波数の上限未満で最大の行数
16
17  %% 各データの FFT とスペクトル振幅計算
18  for ii =1:fix(Period/Datalen)         % データを分割，フーリエ変換
19      data = original_data(1, 1+Fs*(ii-1):Fs*ii);
20      fftdata = fft(data);                 % fft はフーリエ変換する関数
21      pow_fftdata = abs(fftdata).^2/length(fftdata);
22                                           % abs は絶対値をとる関数
23      singlePow = [pow_fftdata(1), 2*pow_fftdata(2:length(freq))];
24      s_power(ii) = sum(singlePow(mini+1:maxi));
25      % 指定した帯域の累積スペクトル強度を計算
26  end
```

プログラムを書き換える際のポイントは，データを 1 秒ごとに FFT 処理し，α 波帯域の振幅強度を出力変数にすべて保存していくことです。そのために 7 行目で関数 zeros を使い，s_power をゼロ配列として初期化しています。解析時間が切り出すデータの長さの整数倍でない場合でも対応できるように，s_power の列数は数値をゼロ方向に丸める関数 fix を使って整数化しています。また 2 〜 8 行目の部分では，解析や実験の条件が変わってもプログラムを丸ごと書き換えなくてもよいように，必要なパラメータや解析条件をまとめて定義しています（Fs や Datalen，Period など）。残りの計算部分には直接数値を書き込まず，

定義した変数を使ってプログラムを書いておけば，もし解析時間や切り出すデータの長さを変化させて再検討することになっても，この部分のみを変えるだけでよいので便利です．また，FFT を行うデータ長は 1 秒間 = 256 点であり毎秒共通なので，スペクトル振幅強度を累積するための周波数インデックスは for ループの前（12〜15 行目）で 1 回だけ計算し，その値を for ループの中で使うようにしました．さっそく，powercalc2 を使って開眼時と閉眼時の α 波帯域の自発脳波活動強度を計算し，その推移を図にしてみましょう（**図 3.9**）．

```
1  >> o_power120 = powercalc2(openEEG, 7);
2  >> c_power120 = powercalc2(closeEEG, 7);
3  >> figure; plot(1:120, o_power120, ':ok');
4  >> hold on; plot(1:120, c_power120, '-sk', 'MarkerFaceColor', [0,0,0]);
5  >> xlabel('Time [s]'); ylabel('\alpha band power [\muV^2]');
6  >> legend({'Open', 'Close'});
```

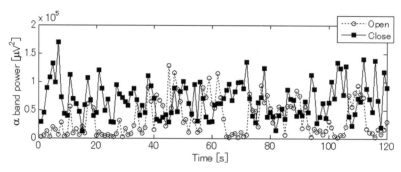

図 3.9 Oz 電極における開眼時（○）と閉眼時（■）の 1 秒ごとの α 波帯域自発脳波スペクトル強度の推移

複数のグラフを見やすくするために，3，4 行目の plot 関数では x 軸，y 軸のデータを指定した後に，ラインスタイルのオプション（':ok' や '-sk'）を使って図のラインやマーカーの種類を変化させました．はじめの「:」「-」はラインスタイルの指定で，それぞれ点線，実線を示しています．つぎの o, s はマーカーの形で，それぞれ丸，四角（square）を示しています．最後の k はプロットの色（黒）です．赤は r，緑は g などとあらかじめ文字で指定できる色のほか，RGB で指定することも可能です．また，これらのオプションの順番は入れ替えて 'ko:' のように入力しても問題ありません．そのほかのラインスタイルのオプションについては，MathWorks 社の MATLAB ドキュメンテーション「plot」の「LineSpec」[10]を参考にしてください．最後の行の legend は，選択している図に凡例（データのラベル）を追加するコマンドです．凡例に付けたい名称を文字列として，データの並び順に指定します．

〔3〕 **スペクトル平均強度の条件間での統計解析**　図 3.9 の結果から，開眼時に比べて閉眼時で α 波帯域の活動強度が増大している傾向を確認できました．科学研究では，条件間

でデータの分布（平均値や分散）が異なっていること（あるいは異なっていないこと）を主張するために，統計検定の手法が多用されます。ここでは，「開眼と閉眼の条件間で，α波帯域の平均活動強度には差がない」という帰無仮説のもとに，2標本t検定を行ってみましょう。統計的検定の詳細については触れませんが，帰無仮説を一定の有意水準のもとで否定することで，「差がないとはいえない＝差がある（かもしれない）」ということを示します。統計処理にはRやSPSSなど専用のソフトウェアも広く利用されていますが，Statistics and Machine Learning Toolbox がインストールされている MATLAB を使用している場合には，脳波データ解析で必要となる統計処理のほとんどはツールボックスに組み込まれている関数を使って行うことができます。ここでは，MATLAB を使った2標本t検定の手順を示します。2標本t検定は ttest2 というコマンドを用い，帰無仮説が棄却されたかどうかの結果h，検定の有意確率pを戻り値としてつぎのように指定します。

```
>> [h, p] = ttest2(o_power120, c_power120)
h =
        1
p =
    7.7098e-15
```

検定の結果得られたp値は，一般的に統計的有意差と見なす5%よりも低く，結果hも1となっています。この場合，「1秒当りのα波帯域の平均活動強度は，開眼時よりも閉眼時において統計的に有意に増大していた（$p < 0.01$）」というように結果を記述します。p値は得られた値をそのまま記述してもよいですし，1%未満（$p < 0.01$），5%未満（$p < 0.05$）のように記述しても構いません。2標本t検定以外にも，1標本t検定，対応のあるt検定，分散分析，ノンパラメトリック検定，相関解析などについて関数が用意されていますので，実験の条件に沿って適切な統計手法を選択し，解析を行うことになります。適切な統計処理の選択と手順については8章でまとめて説明します。

〔4〕 **関数 topoplot を使ったトポグラフィマップの作成**　頭表上に多数の電極を配置して計測したデータの場合には，頭表上の電位分布や特定の周波数帯域の活動分布を等高線図のように示したトポグラフィマップとして図示することにより（**図3.10**），脳のどの部位で特定の周波数帯域の活動が変化しているか観察することも有用です。MATLAB 上で動作する脳波の解析用ツールボックスである EEGLAB[11] の関数 topoplot を利用して，サンプルデータのα波帯域の活動マップを図示してみます。topoplot を使用するには EEGLAB を MATLAB にインストールする必要があります。インストールの手順は巻末の付録A.1節を参照してください。

図3.10は，サンプルデータ「open.mat」と「close.mat」について，1秒当りのα波帯域スペクトル強度の120秒間分の平均値を各チャンネルについて求め，トポグラフィ化したも

40   3. 自発脳波データの周波数解析

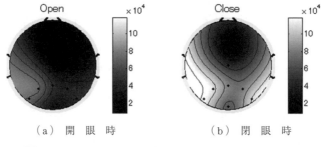

(a) 開眼時　　　　　(b) 閉眼時

図 3.10　EEGLAB による脳波トポグラフィマップ図示の例

のです。紙面では白黒になり見づらいですが，閉眼時（図（b））のマップの方が後頭部で白い領域が大きく，α波帯域の活動が開眼時（図（a））に比べて増加していることがわかります。図中にある黒い点は電極の位置を示しています。MATLAB 上で以下のコマンド群を実行すると，カラーのトポグラフィマップを描くことができます。なお，解析を行うフォルダーに関数「powercalc2.m」と，サンプルデータに付属している電極位置のファイル「chan08.locs」が入っていることを確認してから実行してください。

```
1  % 開眼時と閉眼時のα波帯域活動の平均値を 8 チャンネル分格納する変数の作成
2  >> open_pow = zeros(1,8);
3  >> close_pow = zeros(1,8);
4  % 関数 powercalc2 を使って毎秒当りのα波帯域活動の平均値を算出
5  >> for ch = 1:8
6        open_pow(1,ch) = mean(powercalc2(openEEG, ch));
7        close_pow(1,ch) = mean(powercalc2(closeEEG, ch));
8     end
9  % トポグラフィマップの上限・下限振幅値の決定
10 >> mxamp = max([open_pow, close_pow]);
11 >> mnamp = min([open_pow, close_pow]);
12 % topoplot を使用したトポグラフィマップの描画
13 >> figure;
14 >> subplot(1,2,1);
15 >> topoplot(open_pow, 'chan08.locs', 'maplimits', [mnamp,mxamp]);
16 >> title('Open'); colorbar;
17 >> subplot(1,2,2);
18 >> topoplot(close_pow, 'chan08.locs', 'maplimits', [mnamp,mxamp]);
19 >> title('Close'); colorbar;
```

ここで，太字で示した mean, max, min はそれぞれ平均値，最大値，最小値を求める MATLAB の関数です。topoplot の入力引数は，第 1 引数が描画するデータ（ここでは毎秒当りのα波帯域活動の平均値），第 2 引数がマップを書くために必要な電極の位置ファイル（「chan08.locs」，サンプルデータに添付），第 3 引数と第 4 引数がセットで「マップの上限・下限値 'maplimits'」を mnamp ～ mxamp の範囲に指定する，という内容です。図の描画の後にある colorbar はカラーバーを追加する MATLAB コマンドです。電極位置ファ

イルは主要な電極配置については EEGLAB のホームページにサンプルファイル[12]が用意されているほか，任意の空間座標を取得するディジタイザが利用できる場合は被験者ごとに電極位置を取得して作成することも可能です。

[5] **より発展的な解析** FFT を用いた基本的な周波数解析のほかに，自発脳波の解析では信号の時間情報を保存しながら周波数成分の変化を追跡することができる時間周波数解析も多用されます。生体信号処理で多用される時間周波数解析の方法として，連続ウェーブレット変換を用いた解析が知られています。無限長の基底関数を用いるフーリエ変換に対し，時間周波数解析では一定の時間範囲のみに振幅を持ち，そのほかの場所では振幅が 0 となる基底関数（ウェーブレット）を時間に沿って動かしながら畳み込み積分を行い，一定時間範囲ごとの周波数スペクトル強度や位相の情報を得ます（ウェーブレット変換の原理と解析方法については，5.3 節〔7〕を参照してください）。基底関数の広がりを変えて同様の作業を繰り返すことで，異なる周波数成分の信号を一つの基底関数を使って検出することが可能になります。**図 3.11** は開眼時脳波データ 120 秒分について，ウェーブレット変換によって時間周波数解析を行った結果です。図 3.8 の FFT スペクトル強度で見たように，最も強度の大きい成分は 8～13 Hz の α 波帯域であることがわかります。また時間変化に沿って α 波帯域の自発脳波の強度のゆらぎが生じており，FFT を用いて 1 秒ごとの α 波帯域強度を示した図 3.9 の結果と一致して，30～65 秒付近，70～90 秒付近，110 秒付近で α 波帯域強度が増加している様子が確認できます。

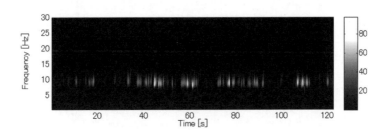

図 3.11 開眼時脳波データの時間周波数スペクトル（振幅強度マップ：最大強度を 100% として描画）

振幅成分のみではなく，位相成分に着目した自発脳波の解析も行われます。認知課題などの実行に伴って，頭表上で離れた場所に位置する複数の電極（例えば前頭部と後頭部など）の脳波の位相が同期したり脱同期したりする現象が報告されており，ニューロン同士の情報伝達のメカニズムの一つと考えられています。また 2 人以上の被験者から同時に脳波を計測しながら共同課題を行ってもらい，複数の脳から計測された脳波が課題の遂行や共同作業の成功・失敗に伴って位相同期・脱同期する現象を観察することで，ヒト対ヒトのコミュニケーションの神経基盤を明らかにしようとする研究も進んでいます。特定の周波数帯域における脳波の瞬時位相を解析するために，上に挙げたウェーブレット変換や，ヒルベルト変

換などが用いられます。こうした位相に着目した脳波の解析として，「コヒーレンス解析」[13)] や「位相同期解析（phase locking value）」[14)] などが知られています。

3章で学習した MATLAB コマンド一覧

fft(x)	x の高速離散フーリエ変換を出力する。
abs(x)	x の絶対値を出力する。
find(x<a) find(x<a,n,direction)	find(x<a) は，行列 x の中で a より小さい要素のインデックスを返す。例：x ＝ [3,0,9,2] のとき，find(x<5) は [1,2,4]（1番目，2番目，4番目）を返す。条件を満たすインデックスのうち，最初あるいは最後の n 個だけを返したい場合には direction を 'first' あるいは 'last' として指定する（例：find(x<5,2,'last') を実行すると [2,4] が戻り値となる）。
sum(x) sum(x,dim)	x が1次元ベクトルのとき，sum(x) は x の要素の総和を返す。x が行列のとき，sum(x) は x の1次元目（列方向）に沿って要素を足し合わせた行列を返す。別の方向（次元）に沿って足し合わせを行いたい場合は sum(x,dim) とし，dim には足し合わせたい次元を指定する。行方向であれば dim=2 となる。
zeros(m) zeros(m,n)	すべての要素が0の配列を作成する。zeros(m) と指定した場合は m 行 m 列のゼロ行列が作成される。zeros(m,n) と指定した場合は m 行 n 列のゼロ行列が作成される。
fix(x)	x の要素を0に近い方向の整数に丸める。x は数値，ベクトル，行列のどれでも入力可能である。
legend(s)	現在選択している Figure ウィンドウの図に凡例を追加する。入力 s はセル配列（legend({'data1','data2', ... })）あるいは文字配列（legend('data1','data2', ...)）とする。
ttest2(x,y)	データ x と y の2標本 t 検定を行う。h ＝ ttest2(x,y) のように一つの戻り値を指定した場合は，帰無仮説（x と y の平均値が等しい）が棄却された場合（＝平均値が同じとはいえない）に h ＝ 1，それ以外では h ＝ 0 が戻り値となる。[h,p] ＝ ttest2(x,y) と二つの戻り値を指定した場合は，h のほかに検定で得られた有意確率（p 値）が p として戻される。
mean(x) mean(x,dim)	x がベクトルの場合要素の平均値を返す。x が行列の場合は各列の平均値を行ベクトルとして返す。mean(x,dim) とすると，dim 次元に沿った平均値のベクトルを返す。
max(x) max(x,[],dim)	ベクトル x の最大値を返す。x が行列の場合は各列の最大値を行ベクトルとして返す。max(x,[],dim) とすると，dim 次元に沿った最大値を返す。
min(x)	ベクトル x の最小値を返す。使い方は max と同様。
topoplot(data, 'eloc_file', 'maplimits',[mn,mx])	脳波データ data（1行 n 列，n は電極の個数）と n 点の電極配置を示す eloc_file から，トポグラフィマップを作成する。実行には EEGLAB のインストールが必要。オプションの 'maplimits' を用いると，マップの下限値 mn と上限値 mx を指定してマップを描画することができる。
colorbar	現在選択中の図に，カラースケールを示すカラーバーを追加する。

4章 誘発脳波データの加算平均処理

　本章では，3章に引き続いて誘発脳波の信号処理について説明します†。3章で取り上げた自発脳波と本章で取り上げる誘発脳波との大きな違いは，その信号強度です。自発脳波は皮質の比較的広範囲のニューロンが同期して生じる電気的活動であるため，大きいものでは数十 μV 程度の振幅があり，脳波計のモニタや生データのプロットでも容易に確認ができます。一方で，音や光などの外部刺激に同期して皮質の一部分が応答する誘発脳波はたかだか数 μV の振幅しか持たず，自発脳波に埋もれた状態で計測されます（表3.1，図 4.1（a））。ただし，誘発脳波は刺激を提示してから数十〜数百 ms 程度の反応時間（脳波解析では「潜時」と呼ばれます）で再現性よく出現することがわかっているため，数十〜数百回の刺激を被験者に間欠的に与え，刺激した時刻の前後の脳波を切り出して平均をとる加算平均処理が行われます（図 4.1（b））。加算平均処理を行うことによって，

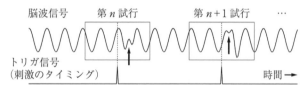

トリガ信号の直後に自発脳波と異なるパターン（矢印部分）が観察され，誘発反応が混在していることがわかる。

（a）　自発脳波と誘発脳波が混在する生データ

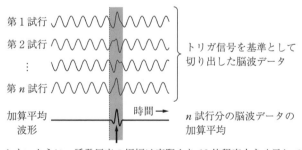

理解しやすいように，誘発反応の振幅は実際より 10 倍程度大きく示している。

（b）　トリガ時刻に合わせたデータの切り出しと，加算平均処理を行った誘発脳波データ

図 4.1　加算平均処理の原理（概念図）

---

† サンプルデータは本書の書籍詳細ページからダウンロードできます。
www.coronasha.co.jp/np/isbn/9784339072457/

刺激と同期していない自発脳波は毎回位相が異なるために打ち消し合い，刺激提示と同期した応答である誘発脳波だけが残るという考え方です。誘発脳波データは，まずこの加算平均処理を行ってから刺激に対して生じた誘発反応の性質を調べることで，実験条件による脳内の情報処理の変化を検討することになります。

本章ではまず 4.1 節で誘発脳波の種類と，加算平均した脳波からどのような情報を読み取るかという解析方法の概要を説明した後，4.2 節で MATLAB を用いたサンプルデータによる加算平均処理の方法を説明します。本章で使用する脳波データの説明については 2.1 節に，一般的な脳波の原理や計測方法については 3.1 節に記してありますので，必要な場合は参照してください。

4.1　誘発脳波の種類と評価項目

〔1〕**誘発脳波の種類**　外部からの感覚刺激（音や光，触刺激，痛覚刺激など）に同期して引き起こされる脳波活動を誘発脳波と呼びます。生命活動を行っている限り持続的に発生している自発脳波に比べ，誘発脳波は感覚刺激に対して長くても数百 ms で消失する一過性の反応を示します。3 章でも説明したように，誘発脳波には外部刺激に対する一次感覚野の応答をとらえる誘発電位（「見えた」「聞こえた」に相当する低次の感覚反応）と，脳内のより高次の情報処理である事象関連電位（見えた画像が「気になる」，聞こえた音が「予想と違う」など，感覚に対する認知処理を反映する活動）の 2 種類があります（3.1 節〔3〕，表 3.1）。一般的に誘発電位は皮膚の感覚受容器や網膜，蝸牛などの感覚器から視床を介して大脳皮質の一次感覚野（視覚野，聴覚野など）に現れる初期の皮質反応であるため，刺激を与えてから数十〜100 ms 程度の比較的早い潜時に現れます。一方の事象関連電位は，一次感覚野で知覚された刺激に対して「意識的に注意する」「覚えていた刺激との照合を行う」「見えた画像がヒトの顔かどうか判定する」などのさらに高次の情報処理に相当する反応であるため，150〜400 ms 付近にピークが現れる長潜時反応となります。それより長い潜時の反応は，個人差があることや刺激の繰り返しによる疲労で振幅やピーク潜時が変動を受けやすいため，一般的には刺激提示後数百 ms の範囲に現れるピーク反応を解析することがほとんどです。生体工学実験や心理実験でよく用いられる誘発脳波の種類を**表 4.1** に示します。本書では意識的な注意に関連して現れる P300 反応の脳波データを用いて解析例を示していきます。

〔2〕**最適な加算平均回数**　4 章のはじめに述べたように，誘発反応の信号強度は非常に小さいため，加算平均処理を行う必要があります。実験を計画するときには，予備実験を行ってどの程度の加算平均回数を確保するべきか見当を付けておく必要があります。一般的には数十〜数百回が加算平均回数の目安です。先行研究の論文等にならって設定しても構い

表 4.1 誘発脳波の種類

　脳波の誘発反応では電位差が正（＋）に振れる方向を陰性，負（－）に振れる方向を陽性と呼び，潜時と組み合わせて N100, P300 のように呼ぶ。ただし電位差を計算する電極の位置関係や参照電位のとり方によっては陽性反応であっても正に振れる誘発脳波の波形になることもあるので，実験で得られたピーク波形の解釈は極性ではなく潜時を参考にする方がよい。

	誘発脳波の種類と観測されるおもなピーク名称	説　明
誘発電位	視覚誘発電位 （visual evoked potential：VEP） P100 など	被験者の前面にフラッシュ光あるいはチェッカーボード（白黒の格子模様）パターンを提示し，間欠的に点滅させたり，パターンを反転させたりして脳波を計測する。特定の視野のみ刺激する場合もある。潜時 100 ms 程度で後頭部に陽性のピーク（P100）が現れる。P100 反応の消失や潜時の延長は，網膜から一次視覚野への神経経路の異常を示す。
	聴覚誘発電位 （auditory evoked potential：AEP） N100, P200 など	被験者の片耳あるいは両耳に音刺激を与えて脳波を計測する。音は単一周波数（1 000 Hz 程度）のトーンバースト音を用いることが多い。音の種類，実験方法によっても異なるが，潜時 100 ms 程度で頭頂部に陰性のピーク（N100）が現れ，刺激音に対する一次聴覚野応答を示していると考えられている。150 ～ 200 ms 付近に逆相の P200 ピークが観察される。
	聴性脳幹反応 （auditory brainstem response：ABR） I ～ VII	被験者にクリック音刺激を与え，聴覚器から脳幹，視床を伝導して大脳皮質聴覚野に伝達される電気信号を頭表上で計測する。振幅が小さいので数十 Hz の刺激頻度で音刺激を与え，数千回程度の加算平均処理を行う。健常者では刺激提示後 1 ～ 10 ms 程度の間に I ～ VII までの七つのピークが検出される。一つ一つのピークが神経経路のどの部分の反応であるかの関係性がはっきりわかっており，睡眠時でも計測が可能であることから，臨床検査として聴神経腫瘍患者の感覚検査，意識障害・脳死判定，乳幼児の難聴の検査などに用いられる。
	体性感覚誘発電位 （somatosensory evoked potential：SEP） N20 など	前腕の感覚神経（正中神経が用いられることが多い）を皮膚表面上に設置した電極を用いて 500 ～ 1 000 回程度電気刺激し，体性感覚神経を上行した神経インパルスが体性感覚野に引き起こす応答を脳波で計測する。刺激側と対側の体性感覚野から前頭部にかけて誘発電位が確認される。体性感覚野の応答潜時は約 20 ms（N20 反応）である。末梢の感覚神経から大脳皮質体性感覚野までの伝導異常を検査することができる。
事象関連電位	ミスマッチ陰性電位 （mismatch negativity：MMN） MMN, N2b など	被験者は，刺激に注意を向けない無視条件下で，高頻度で現れる標準刺激と，低頻度で現れる逸脱刺激の 2 種類をランダムに受容するオドボール課題を行う。逸脱刺激に対する加算平均波形から，標準刺激に対する加算平均波形を引き算すると，潜時 100 ～ 200 ms 付近に陰性電位が生じる。この反応を MMN, N2b などと呼ぶ。無意識下で自動的に行われる視覚・聴覚認知処理を反映していると考えられる。幻聴のある統合失調症患者などでは MMN の振幅が低下することが知られている。
	N170	顔画像や文字など，視覚刺激のカテゴリーに特異的に，提示から約 170 ms 後に後頭側頭部で記録される陰性電位。顔刺激に対しては右半球優位，文字刺激に対しては左半球優位の N170 反応が得られる。初期の視覚認知過程を表していると考えられている。
	P300	連続的に提示される感覚刺激（視覚，聴覚，体性感覚など）のうち，少数個の特定の刺激のみに注意を向けたときだけに，刺激後 300 ms 程度で発生する陽性電位。MMN と実験方法は似ているが，被験者が注意を向けなくても刺激の物理的特性の違いを無意識的に処理して誘発脳波が変化するのが MMN であるのに対し，P300 は物理的特性が同一の刺激であっても，被験者が注意を向けた試行のみで誘発脳波が変化するのが特徴である。被験者が注意を向けなければ P300 は発生しにくくなる。

表 4.1（つづき）

事象関連電位	随伴陰性変動 （contingent negative variation：CNV）	被験者に対となる第1刺激と第2刺激を1～2秒の間隔をあけて提示し，第1刺激の後，第2刺激がきたらボタン押しなどの運動反応をさせる。このとき，第1刺激の後から第2刺激の開始時にかけて脳波の基線が頭頂部を中心に陰性に変動する反応を随伴陰性変動と呼ぶ。第1刺激を受けた後の行動の予測に関連する脳活動と考えられている。

ませんが，実験環境によってノイズレベルは異なります。協力してくれる被験者がいれば，比較的長い加算回数でデータを取得したうえで加算回数を変化させた平均波形を複数作成して，抽出したい信号が明確に計測できる加算平均回数を調査することをおすすめします。また，データに重畳するノイズがガウス分布（ホワイトノイズ）であると仮定する場合，N回加算を行った場合のS/Nは$1/\sqrt{N}$倍になります（S/Nの詳しい定義や，ノイズレベルが$1/\sqrt{N}$倍となる理由は巻末の付録 A.2 節を参照してください）。実際の脳波のノイズはホワイトノイズといえない場合が多いですが，すでに取得したデータからノイズレベルを推定することで，よりきれいな信号を得るために追加でどの程度の加算平均回数が必要かを見積もるのに役立ちます。

体性誘発電位や聴覚 MMN 反応など，被験者の意識的な注意を必要としない低次の感覚反応や無意識下の認知を検討する課題では，被験者は刺激に集中する必要がないため，無声映画の視聴下や，眠っても構わないという条件で長時間の計測を行って数百～1 000 回程度の試行を行います。一方でいくつかの画像や音の種類から条件に合ったものに注意を向けるなどの認知課題では，被験者の協力が必要となるため，一度に数百回の試行を行うのは不適切です。疲労や集中力の低下によって誘発反応の振幅や潜時が変化するからです。数十回ごとのブロックに実験を分割し，適宜休憩を入れながら実験を行います。経験則ですが，1日で行う脳波実験の計測時間は20分以内，電極装着などの準備を入れても1時間を超えない量が目安です。多様な条件で計測を行いたい場合は複数日に実験を分割したうえで，被験者ごとに条件の順番をランダムに割り付けて順序効果を打ち消すようにします。

〔3〕 **誘発脳波の評価項目**　誘発脳波の評価項目は大きく分けて①ピーク振幅と②ピーク潜時の二つです。**図 4.2** に示す誘発脳波を例に挙げ，点線で示されている陰性のピーク（脳波の誘発反応では電位差が正（＋）に振れる方向を陰性と呼びます）に着目してみましょう。

誘発脳波では，刺激開始時刻から着目しているピークまでの反応時間をピーク潜時あるいは潜時，ベースラインからピークの最大値までの電位差をピーク振幅あるいは振幅と呼びます。ベースラインは，刺激に対する脳活動が出現しないと考えられる時間範囲（刺激を開始する直前の数百 ms など）の脳波の振幅値のことです。ピーク振幅は，刺激前の状態に比べて，刺激によってどの程度の強度の反応が得られたかを示す指標になります。加算平均処

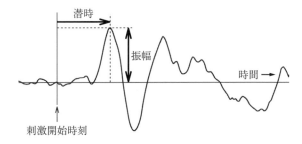

図 4.2 誘発電位の潜時と振幅（顔画像を用いた視覚刺激誘発電位，Pz, 54 回加算）

理を行った誘発脳波に対して，データ全体の値に一定の値を加えたり減じたりして，ベースラインの平均値あるいは刺激開始時刻の振幅値が 0 になるようにするベースライン処理が広く行われています。頭皮上の電位の絶対値ではなく，刺激によってベースラインからどのくらい電位が変化したかという相対的な変化が重要な情報になります。実験条件の変化により，潜時と振幅の両方，あるいはどちらかが変化すると，条件による脳内の情報処理が変化していることが示唆されます。心理学や脳科学では，実験条件がヒトの知覚に与える影響を誘発脳波の潜時や振幅の変化から考察します。ブレインコンピュータインターフェース（BCI）のような脳波の工学的応用において，例えば刺激後約 300 ms で生じる P300 反応を用いる BCI では，感覚刺激後 200 〜 400 ms の時間窓の中で誘発脳波の最大振幅を取得し，コンピュータやロボットの制御信号として用います。また，研究の用途に応じて着目する誘発脳波の信号成分は変化します。図 4.2 の例であれば，点線で示している陰性ピークのほかに，その直後に現れている陽性ピークについても振幅，潜時を算出するなど，複数の誘発脳波の信号成分の特性を調査することもよく行われます。一つ一つのピークが脳内の情報処理の異なる過程を表していると考えられるため，条件間で潜時や振幅に差が見られた場合，脳内の情報処理のどの過程で条件による差が生じたのかを考察する手掛かりとなるためです。

4.2　MATLAB による誘発脳波の加算平均処理

本節ではサンプルデータ「P300.mat」（表 2.2）を用いて MATLAB での脳波の加算平均処理を説明していきます。MATLAB の「現在のフォルダー」に「P300.mat」と加算平均処理用のプログラム「average_wave.m」が存在する状態から作業をはじめてください。また，本章で使用する MATLAB コマンドは「chapter4scripts.m」にまとめてありますので参考にしてください。

〔1〕 **P300 実験の概要**　「P300.mat」は，被験者が P300-BCI を操作しているときの脳波データです。P300-BCI とは，事象関連電位の P300 信号（表 4.1）を使ってコンピュータ

や機械に脳からの信号を送る BCI です。この実験では，被験者は 0.187 5 秒おきにランダムに任意の行か列がフラッシュする文字盤（**図 4.3**（a））を観察しながら，特定の文字が光ったら出現回数を数える（注意を向ける）という作業を行います（例えば「U」を数えているとすると，図（b）のように「U」を含む列がフラッシュしたら 1 回，と数えます）。すべての行と列を既定の回数分光らせた後，コンピュータは各文字に対する P300 反応を計算して，最も大きな P300 反応が得られた文字を被験者の入力したい文字として画面に提示します。これは P300 speller として知られている BCI で，体が動かない人の意思伝達ツールとして活用が期待されているものです。今回のデータでは，被験者はあらかじめ文字盤の中のどの文字を入力したいかを事前にコンピュータに入力してあり，脳波データの中に記録が残っています。ここでは，被験者が注意を向けた文字を「ターゲット刺激」，それ以外の文字を「ノンターゲット刺激」として解析を進めていきます。

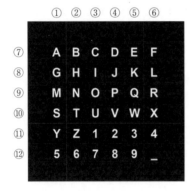 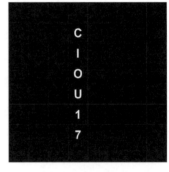

（a）入力用スクリーン　　　　　　（b）点滅の例

図 4.3 P300-BCI の入力用スクリーンと点滅の例

〔2〕**トリガ点の検出 1：トリガ信号の理解**　　まず脳波データ「P300.mat」を開き，全チャンネルのデータをプロットして確認します。

```
>> load P300                                % P300 spellerのデータをオープン
>> data = y(:, 256*10+1:length(y));         % 最初の10秒間を削除する
>> for ii = 1:10                            % すべてのデータを描画する
figure(1); subplot(10,1,ii); plot(data(1,:), data(ii+1,:));
end
```

チャンネル 1～8 には脳波信号が含まれています。2，3 章の解析では使用していなかったチャンネル 9，10 に，刺激のタイミングを示すトリガ信号が記録されています。Figure 1 でトリガ信号が確認できる 60～70 秒間のトリガ信号を拡大すると**図 4.4** のようになります（図示の方法は 3 章と同じであるため本文では省略しますが，コードは「chapter4scripts.m」に記載されています）。

4.2 MATLABによる誘発脳波の加算平均処理

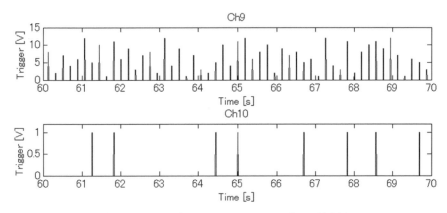

図 4.4 P300脳波データのトリガチャンネルの拡大図

　チャンネル9はすべての光刺激の提示時刻の記録です。振幅は1～12 Vで，図4.3（a）に示した文字盤の各行列に対応しています。例えばチャンネル9のトリガが3 Vであったら図（a）の③の列（画面が図（b）のようにフラッシュしたということ），9 Vであったら図（a）の⑨の行「M　N　O　P　Q　R」がフラッシュしたということを示しています。一方のチャンネル10は，あらかじめ被験者が申請して注意を向けていたターゲット刺激であることを示すトリガ信号です。この例で考えると，ターゲット刺激はチャンネル9のトリガ電圧が5 Vと11 Vのときであることが図4.4より読み取れます。文字盤で⑤の列と⑪の行に共通する文字は「3」となるので，この被験者は「3」の文字に注意を向けていたということを示しています。

　〔3〕　**トリガ点の検出2：ターゲット刺激トリガの抽出**　　まずはチャンネル10から得られるターゲット刺激のトリガ信号を用いて，ターゲット刺激に対する加算平均処理のために必要なトリガ時刻を抽出していきましょう。トリガ信号は矩形波で示されていますが，必要な情報はトリガ信号の立ち上がりの時刻のインデックス（データの何番目の時点でトリガが立ち上がったか）になります。立ち上がりの時刻だけを得るために，以下のようにトリガ信号の時間差分データをつくって確認してみましょう（**図4.5**）。

```
1  % ターゲット刺激トリガデータの時間差分データをつくる
2  >> tdiff = [0, data(11, 2:length(data))-data(11, 1:length(data)-1)];
3  % ターゲット刺激トリガデータと，時間差分データの特徴を図で確認
4  >> figure(2); plot(data(1,:), data(11,:));
5  >> figure(2); hold on; plot(data(1,:), tdiff, 'r'); hold off;
6  >> axis([61,62,-1.2,1.2]); xlabel('Time [s]');   % 一部分を拡大表示
7  >> legend({'Raw trigger data', 'Trig differential'});
```

　紙面は白黒のために実線と点線で示していますが，コードを実行すると時間差分データ tdiff（Trig differential）が赤色で，元のトリガ信号（Raw trigger data）が青線で示されます。2行目で tdiff の最初の要素として0が入っていますが，これは元のトリガデータと

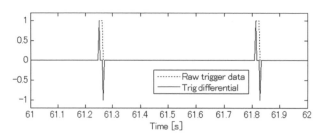

図4.5 トリガデータの時間差分による立ち上がり点の抽出

時間差分データのデータ長を一致させるために挿入してあるものです。また，時間差分データは上の例のように直接的に記述するほか，MATLABの組み込み関数diffを使用しても取得することができます。diffを利用した時間差分データの作成方法については5.3節〔3〕を参照してください。

時間差分データtdiffでは，トリガ信号の立ち上がりの時刻だけでデータが1となっていることがわかります。この時間差分データにfind関数を適用して1となっている時刻を取り出すことにより，トリガの立ち上がり時刻のインデックスttrigを得ることができます。

```
1  % トリガの立ち上がりの時刻のみ正の値になるので取り出す
2  >> ttrig = find(tdiff > 0.8);   % ttrig: target triggers
3  % 実際にトリガ時刻が選ばれているかプロットして確認
4  >> figure(2); hold on; plot(data(1,ttrig), data(11,ttrig), 'go'); hold off;
5  >> axis([40,180,-1.2,1.2]);
```

トリガの検出を行っているのは最初の2行目の部分のみですが，4行目では実際のトリガデータに重ねてトリガ時刻をプロットしてデータの全体を確認し（**図4.6**（a）），行いたい処理が確実にできているかを確認することをおすすめします。図（b）より，トリガの立ち上がり時刻に緑色の○（紙面では黒色）が表示され，ターゲット刺激に対するトリガのインデックスが抽出できたことが確認できます。

〔4〕 **トリガ点の検出3：ノンターゲット刺激トリガの抽出**　　つぎに，ターゲット刺激に対する事象関連電位と，ノンターゲット刺激に対する事象関連電位との変化を観察するた

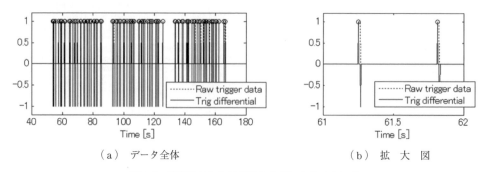

（a）データ全体　　　　　　　　　　（b）拡大図

図4.6 抽出されたトリガ立ち上がりのタイミング

めに，ノンターゲット刺激が提示されたトリガのインデックスについても取得します。すべての刺激時刻のトリガ情報はチャンネル9から得られるので，4.2節〔3〕と同様に，まずすべての刺激時刻に対するトリガのインデックスを検出します。

```
% Ch9 のトリガデータから，すべての光刺激に対するトリガを抽出する
>> adiff = [0, data(10,2:length(data))-data(10,1:length(data)-1)];
% adiff が正の値になる時刻を取り出す
>> atrig = find(adiff > 0.8);   % atrig: all triggers
```

ノンターゲット刺激に対するインデックスは，変数 atrig に含まれるすべての刺激時刻のインデックスから，変数 ttrig に含まれるターゲット刺激のインデックスを取り除いたものになります。for ループを使って ttrig の内容と一致する要素を atrig から一つずつ調べて取り除いてもいいですが，ここでは MATLAB の組み込み関数 **ismember** を使ってノンターゲット刺激のインデックスの抽出を行ってみます。実際に作業をする前に，ismember 関数の使い方を確認してみましょう。

```
>> group = [1,3,8,9,13];
>> subgroup = [3,13];
>> flg = ismember(group, subgroup)   % セミコロンを省略して結果を画面に表示
flg =
        0    1    0    0    1
>> rest = group(~flg)
rest =
        1    8    9
```

関数 ismember は，第1引数に入力したデータの中で，第2引数に入力したデータの要素があった場合に1，ない場合に0とした配列 flg を返します。つまり，上の例の出力 flg を見ると2番目と5番目に1が入っており，変数 group の五つの要素の中で，変数 subgroup の要素であるのは2番目（3）と5番目（13）であるということを示しています。この flg の値をワークスペースで確認すると「logical」と書かれており，1を「あり」，0を「なし」とする論理値であることを示しています。subgroup 以外の要素を抜き出したい場合は，group のうち，flg に1が入っていない要素を抽出すればよいわけです。したがって，変数 rest を定義し，flg を反転させるチルダ「~（not の論理演算記号）」を使うことで，flg で指定された場所以外の要素を抽出しています。ismember を使って，ノンターゲット刺激のインデックス ntrig を抽出すると以下のようになります。

```
% 関数 ismember を使って atrig の何番目に ttrig が含まれているか見つける
>> flg = ismember(atrig, ttrig);
% ノンターゲット刺激のトリガは，atrig から ttrig を除いたものになる
>> ntrig = atrig(~flg);
```

〔5〕 **加算平均処理とベースライン処理**　　ターゲット刺激とノンターゲット刺激のトリ

52　　4. 誘発脳波データの加算平均処理

ガ時刻のインデックスをもとに，いよいよ加算平均処理を行ってみましょう。誘発脳波の加
算平均処理では，トリガ時刻を中心（$t = 0$）として，トリガ前，トリガ後の数百 ms ずつ
のデータを切り出して平均波形を作成することが行われます。データのノイズレベルや，刺
激に応じて脳波の振幅が増加，減少していることを図で視覚的に確認するために，刺激後だ
けではなく，刺激直前のデータも含めて図示する場合が一般的です。加算平均処理とベース
ライン処理を行う関数「average_wave.m」を下記に示し，以下に信号処理の流れを説明し
ます。

────────────────────────── average_wave.m ──────────────────────────

```
 1  function b_averaged = average_wave(data, trigger)
 2  %%%% プログラムの説明
 3  % （1）決められたトリガ点インデックス trigger の各要素の時刻を 0 として，
 4  % 前 100 ms，後ろ 700 ms 分のデータを切り取り，加算平均する。
 5  % （2）その後，時刻 0 ms（刺激した時刻）の脳波の大きさが 0〔microV〕となるように
 6  % ベースライン補正を行う。
 7
 8  %% 定数の定義
 9  fs = 256;                % サンプリング周波数〔Hz〕
10  NCh = 8;                 % 脳波のチャンネル数
11  before_time = 0.1;  % トリガの前から 0.1 s = 100 ms のデータをとる
12  after_time = 0.7;   % トリガの後は 700 ms とる
13
14  tt = -1*before_time : 1/fs : after_time; % 加算データの時刻のインデックス
15  Nave = length(trigger);                  % 加算平均回数の指定
16
17  %% 加算平均処理
18  % 加算前 100 ms，加算後 700 ms は 256 Hz のデータだと何個分になるか？
19  bef = round(before_time*fs);        % round は最も近い整数を返す関数
20  aft = round(after_time*fs);
21  % 加算するための変数 tmp を定義しておく
22  tmp = zeros(NCh, length(tt));       % zeros は中身が 0 の行列をつくる関数
23  % tmp へ生データを切り取って足していき，加算回数で割って平均する
24  for ii = 1:Nave
25      tmp = tmp + data(2:NCh + 1, trigger(ii)-bef:trigger(ii) + aft-1);
26  end
27  averaged = tmp/Nave;
28
29  %% ベースライン処理
30  % t=0 の振幅値を 0（ベースライン）とする
31  b_averaged = averaged - repmat(averaged(:, bef + 1), 1, length(averaged));
32  % repmat(A,[n,m]) は A を縦に n 回，横に m 回繰り返す関数
33  b_averaged = [tt; b_averaged];      % 時刻のインデックス tt を 1 行目に加える
```

──

　　1 行目は 2, 3 章でも使用してきた関数の宣言部分です（関数の定義と使用方法は 2.4 節
〔3〕を参照してください）。入力は脳波データ data と，トリガのインデックスデータ
trigger で，出力されるのは加算平均とベースライン処理が行われた誘発脳波データ b_
averaged です。脳波データ data のフォーマットは，1 行目が時間，2 行目以降が各チャ

ンネルの脳波データです。プログラムの 8 〜 15 行目はプログラム内で使用するパラメータの定義です。実際の信号処理は 17 行目からの加算平均処理と，29 行目からのベースライン処理です。

　加算平均処理では，最初にデータの切り出し範囲 bef，aft を計算します。パラメータとして指定したトリガ前 before_time 秒，トリガ後 after_time 秒の時間がデータの何点分かを計算します。関数 round(X) は，X に最も近い整数を四捨五入で返す関数です。その後，生データを加算するための配列 tmp を関数 zeros を使って定義し，初期値が 0 の配列をつくります。あとは for ループを使用して，tmp に各試行の「チャンネル×切り出したデータの時間」分のデータを加算していきます。ループを抜けたら加算回数 Nave で tmp の各要素を除することで，平均値を求めることができます。

　ベースライン処理では，今回のプログラムではトリガ時刻（＝刺激提示時刻）における振幅を 0 とするようにしてあります。この理由は，サンプルデータの視覚刺激提示間隔が 0.187 5 秒と短く，ある視覚刺激に対する誘発反応がすべて観察される前につぎの視覚刺激が提示されるため，視覚野が活動していないベースラインの時間帯を定義できないためです。こうした場合は刺激提示時からの相対的な脳波振幅の変化を見る目的で，$t = 0$ を振幅 0 とするベースライン処理を行います。刺激提示間隔が十分長い（誘発電位の場合は 1 秒以上）場合は，各チャンネルのトリガ前の数百 ms の電圧値の平均値をベースラインとすることが一般的です。ベースライン処理では，加算平均された「チャンネル×時間」のデータ配列 averaged から，$t = 0$ における各チャンネルの振幅値を減じます。$t = 0$ における各チャンネルの振幅値 averaged(:,bef+1) は「チャンネル×1」の列ベクトルで，averaged と行列の形が異なるためそのままでは減算ができません。そのため，行列のコピーをつくる関数 repmat を用いて，averaged(:,bef+1) を縦に 1 個，横に加算平均データの時間長さ分（length(averaged)）並べた行列をつくって次元数を揃え，行列同士の減算ができるようにしています。もちろん for ループを使って averaged の 1 時刻ごとに $t = 0$ のときの列ベクトルを減じていってもいいのですが，MATLAB ではこの例のように組み込み関数をうまく使うことでループの数を減らし，効率的な計算ができるのが特徴です。最後に，入力した脳波データのフォーマットと出力フォーマットを合わせるために，出力するデータ配列 b_averaged の 1 行目に時間情報を追加して完成となります。

　「average_wave.m」を使ってターゲット刺激とノンターゲット刺激条件における加算平均波形を作成し，図示してみましょう。

```
1  % ターゲット刺激の加算平均
2  >> TAR = average_wave(data, ttrig);
3  % ノンターゲット刺激の加算平均：加算平均回数をターゲット刺激と揃える
```

54　　　4. 誘発脳波データの加算平均処理

```
 4   >> randorder = randperm(length(ntrig));
 5   >> NTAR = average_wave(data, ntrig(randorder(1:length(ttrig))));
 6   % 両方の条件の波形を描画する
 7   >> Channel = {'Fz','Cz','P3','Pz','P4','PO7','Oz','PO8'};
 8   >> for ii = 1:8
 9   figure(3); subplot(4,2,ii); plot(NTAR(1,:), NTAR(ii + 1,:));
10   hold on; plot(TAR(1,:), TAR(ii + 1,:), 'r');
11       grid on; axis([-0.1, 0.7, -6, 4]);
12       xlabel('Time [s]'); ylabel('EEG [\muV]');
13       title(Channel{1,ii}); hold off;
14   end
15   >> legend({'Nontarget', 'Target'});
```

ターゲット刺激に対する加算平均波形を変数 TAR に（2行目），ノンターゲット刺激に対す
る加算平均波形を変数 NTAR に格納しました（5行目）。ここでの注意点は，ターゲット刺
激とノンターゲット刺激に対するトリガインデックスの個数が90個と450個で異なってい
るため，ノンターゲット刺激からランダムに90個分の波形だけを取り出し，加算平均回数
を揃えて処理を行っているところです（トリガの個数はワークスペースで確認できます）。
P300 や MMN 反応などの事象関連電位（表 4.1）では，二つの条件の加算平均波形の差分を
とったり，条件間での加算平均波形の違いを比較したりすることで，脳活動の変化を評価し
ます。条件によって計測された試行回数が大幅に異なる場合，4.1 節〔2〕で述べたよう
に，加算平均回数によって S/N が変化するため，そのまま全試行回数で加算平均した波形
を比較することは誤った結果をもたらす可能性があります。実験の目的にもよりますが，
S/N を揃えて評価をするために，差分波形を計算する場合は少ない方の加算平均回数に揃
えて加算平均処理を行った方がよいでしょう。MMN の実験では，逸脱刺激の直前の標準刺
激だけを抽出して加算平均回数を揃えるなどの工夫がされます。今回はターゲット刺激が2
回連続で出現する場合もあるため，ノンターゲット刺激のトリガの中から，ランダムにター
ゲット刺激と同じ90個のトリガを選ぶようにしました。4行目の MATLAB 関数 randperm
で，ノンターゲット刺激トリガの個数である1〜450までの整数をシャッフルした配列
randorder を作成し，5行目の average_wave では，入力データとして randorder の1
〜90番目に配置されている試行のみを選んで入力しています。これでランダムに90試行の
データを選ぶことができます。後は plot 関数を使ってチャンネルごとに波形を表示してい
ます。結果の一例を**図 4.7** に示しますが，randperm で順番をランダム化しているため，読
者が同じコードを試しても，図とまったく同じ結果にはなりません。何度かプログラムを繰
り返し実行し，毎回 nontarget の結果が変わっていることを確認し，その中でも変わらな
い2条件間の波形の特徴を探してみてください。

　前述のようにこの実験では 0.1875 秒おきに被験者は光刺激を受けているため，どちらの

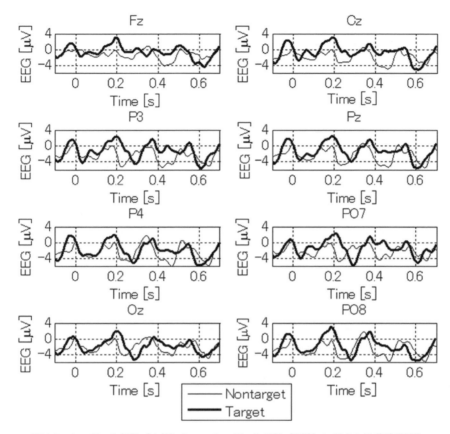

図 4.7 ターゲット刺激（太線）とノンターゲット刺激（細線）に対する視覚誘発電位

条件でも1試行ごとの光刺激に対する誘発反応が連続的に現れていることがわかります。ターゲット刺激では光刺激への注意により潜時 300 ms 付近に事象関連電位の P300 が現れることが予期されます。視覚誘発電位の影響を取り除いて事象関連電位を調査するために，2条件の差分波形をとってさらに解析してみましょう。

〔6〕 **P300 反応の抽出：注意による脳波波形の変化** ターゲット条件の加算平均波形 TAR と，加算平均回数を揃えたノンターゲット条件の加算平均波形 NTAR の差分波形 DIFF を下記のように算出し，再度電極ごとに波形を描画してみましょう。

```
1  % ターゲット刺激とノンターゲット刺激との差分波形を計算する
2  >> DIFF = [TAR(1,:); TAR(2:9,:)-NTAR(2:9,:)];
3  % 差分波形を描画する
4  >> Channel = {'Fz','Cz','P3','Pz','P4','PO7','Oz','PO8'};
5  >> for ii = 1:8
6       figure(4); subplot(4,2,ii); plot(DIFF(1,:), DIFF(ii+1,:));
7       grid on; axis([-0.1, 0.7, -7, 7]);
8       xlabel('Time [s]'); ylabel('EEG [¥muV]');
9       title(Channel{1,ii});
```

```
10    end
```

　DIFF の1行目は時間情報であるため，TAR のデータをそのまま使用しました。図 4.8 に差分波形の一例を示します。ターゲット条件とノンターゲット条件で共通する視覚誘発電位の成分が相殺された結果，波形が見やすくなりました。P3, PO7 電極で潜時 300 ms 付近に大きい陽性波が確認でき，後頭 – 頭頂部を中心に P300 反応が出現していることがわかります。実際の P300-BCI は，ユーザーが注意を向ける選択肢（この場合は文字）の情報がない状態で解析を行うので，すべての文字に対して加算平均波形を作成し，さまざまなアルゴリズムで P300 反応が最も大きい文字を選択するというプログラムを実行します。

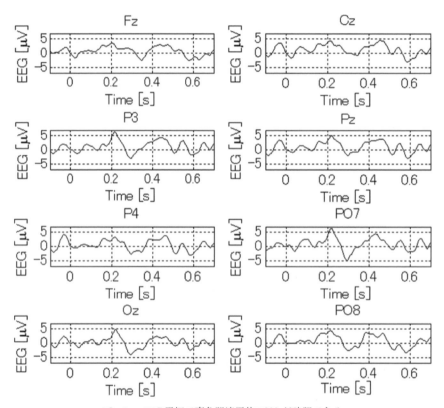

P3, Pz, PO7 電極で事象関連電位 P300 が確認できる

図 4.8　ターゲット条件とノンターゲット条件の加算平均差分波形

　〔7〕**より発展的な解析**　誘発脳波は各電極での波形の解析が中心ですが，さらに発展的な解析としては，多数の電極を用いて計測された脳波データに対して各ピーク潜時における頭表上電位マップを作成する視覚化（**図 4.9**）や，脳内に多数の微小電流源を仮定して，頭表上の電位分布をよく説明する電流源の空間分布を求めることで脳波の発生源を調べる電流源（信号源）推定などが行われています（**図 4.10**）。EEGLAB[11] や SPM[4] など，脳波マッ

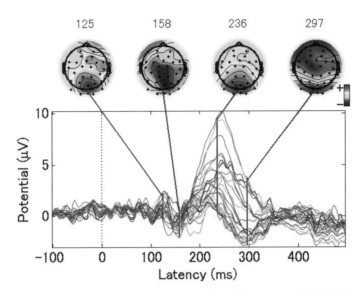

図 4.9 脳波解析ソフト EEGLAB による頭表上電位マップの時間変化表示
（32 チャンネル脳波：視覚誘発電位の例）

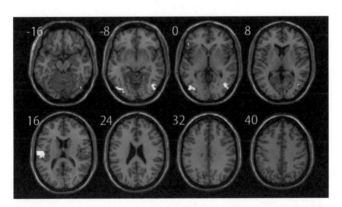

顔画像刺激時の事象関連電位 N170 に対して電流源推定を行った一例。白く塗りつぶされているところが電流源として推定された部位。軸状断（上側が前，右側が右耳方向）の MRI 画像に結果が重ね合わされている。

図 4.10 脳画像解析ソフト SPM による脳波からの電流源推定の例

プの解析を行うための MATLAB 上で動くツールボックスが提供されており，これらのソフトウェアや関数群を用いて解析を行うことも広く行われています。

58   4. 誘発脳波データの加算平均処理

4章で学習した MATLAB コマンド一覧

Lia=ismember(A,B)	A内にBの要素が含まれているかを返す関数。Aの要素と同じサイズの論理値行列 Lia を戻り値とし，B に要素が含まれている場合は 1（true），含まれていない場合は 0（false）を返す。
~（チルダ）	論理否定（not）の論理演算子。論理値に対して 1 → 0，0 → 1 とする。
round(x)	x を最も近い整数に丸める。
repmat(A,x1,x2)	行列 A を，1次元目の方向に x1 個，2次元目の方向に x2 個並べた行列をつくる。x3，x4，…と次元を増やすことも可能である。 例：repmat([1,2],3,2) は，[1,2] を縦方向に 3 個，横方向に 2 個並べた 3x4 の行列を返す。
randperm(n)	1 ～ n までの整数をランダムに並べ替えた行ベクトルを返す。

5章 心電図と心拍変動解析

　心電図は健康診断等で経験のある読者も多いのではないでしょうか。医療では，心電図はバイタルサインとして，入院患者のモニタリング用途のほか，不整脈や虚血性心疾患（心臓の血管が詰まり，血液が行き届かなくなった心筋の一部分の機能が低下したり，壊死したりすること）の検査や診断に活用されています。生体工学の分野では，心臓の拍動間隔が自律神経支配（詳細は5.2節〔2〕）を受けて特定のリズムでゆらぐ現象（心拍変動，heart rate variability：HRV）に着目した研究が行われています。心拍変動解析を用いることで，虚血性心疾患患者の予後や致死性不整脈のリスクを精度よく推定できるという臨床研究[15]や，健常者の特定の環境下における緊張度や快不快情動などの内的状況を評価する研究[16]が進んでいます。本章ではこの心拍変動解析に着目し，MATLABによる心電図データの解析について説明します。5.1節，5.2節で心電図と心拍変動解析についての基礎的な事項について整理した後，5.3節では，異なる心理条件下において計測された心電図のサンプルデータ†を例として，心拍変動解析の具体的な方法について説明します。

5.1　心電図の原理と計測方法

　〔1〕　**心電図の原理**　　心 電 図（electrocardiogram：ECG，ド イ ツ 語 の elektro-kardiogramm から EKG と記載されることもある）は，心筋を伝播していく電気的興奮を体表面に設置した電極で計測したものです。心臓はおもに固有心筋と呼ばれる筋細胞のかたまりで，これらが規則的に収縮を繰り返すことで全身に血液を送るポンプの働きをしています。固有心筋の収縮には心筋細胞が電気的に興奮すること（脱分極）が必要ですが，この役目を担っているのが心臓内に分布している特殊心筋です（**図5.1**（a））。私たちが特に意識しなくても，生まれてから死ぬまで心臓が絶え間なく動いているのは，特殊心筋が自発的に興奮と休止を繰り返して，心臓を収縮させているからにほかなりません。通常は右心房に存在する洞房結節が毎分約70回のペースで興奮し，その電気的興奮が房室結節を介して心室に伝わることで，心房が先に，心室が後に収縮するようにできています[17]。つまり，心臓の電気的な興奮は右心房から左心室の方へ向かって伝わっていくため（図（b）），心臓を挟

---

†　サンプルデータは本書の書籍詳細ページからダウンロードできます。
　www.coronasha.co.jp/np/isbn/9784339072457/

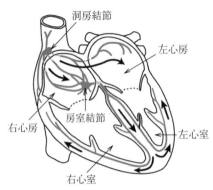
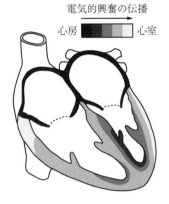

(a) 特殊心筋の興奮伝播

心臓は固有心筋（図（b）色付き部分）と特殊心筋（灰色）からなる。特殊心筋が一定の周期で電気的に興奮するペースメーカーの役割を果たしており，太い黒矢印で示した洞房結節→房室結節→心室内の特殊心筋（右脚，左脚，プルキンエ線維など）の順に，固有心筋へ電気的興奮を伝える。

(b) 固有心筋の興奮伝播

心筋上に電気的興奮が伝わっていく様子。固有心筋は近傍の特殊心筋の興奮（電位変化）によって細胞膜上の電位感受性チャネルが開口し，細胞内部のカルシウムイオン濃度が増大することによって収縮を引き起こす。また，隣接する固有心筋細胞同士はイオンが通過できるトンネルの役割を果たす「ギャップ結合」によって接続されており，固有心筋の電気的興奮と収縮がはじまると，波のように隣接する部位へ伝わってつぎつぎと収縮する。心房の収縮が先に生じて心房内の血液を心室へ送り込み，その後心室が収縮することによって肺や全身へ心臓内の血液を効率よく送り出すしくみになっている。

図5.1 ヒト心臓の電気的興奮伝播

んで右手方向と左脚方向に電極を配置してその差分電位を観測すると，心臓の収縮に伴う電位変化すなわち心電図を高い信号ノイズ比で観測することができます。

〔2〕 **心電図の計測方法**　心電図の計測は生体アンプを用いて行われます。生体アンプとは脳波，心電図，筋電図などの生体電気信号を計測することに特化した増幅器の名称で，生体信号の周波数（～10 kHz 程度）や信号強度（数 µV ～）に合わせた増幅を行う機能があることが特徴です。小型・無線の装置から，健康診断等で使う比較的大型の装置までさまざまな生体アンプが存在し，心電図計測に特化したものは心電計の名称で販売されています。

不整脈や心筋梗塞の診断など，心臓周囲の興奮伝導を詳細に調べる臨床用途では，四肢と胸部に10個の電極を取り付ける標準十二誘導心電図が用いられます（**図5.2**（a））[17]。一方で，心拍変動解析では連続する心拍の間隔情報のみを用いるため，最も S/N の高い四肢第Ⅱ誘導（右手と左脚の電位差，図（b））を計測すれば十分です。信号強度は低下しますが，心臓を挟んで両手首の電位差を計測すること（四肢第Ⅰ誘導）でも代用できます。生体アンプの仕様で参照電極やGND（ゼロ電位）電極が必要な場合は，心臓の電気的興奮の方

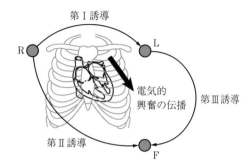

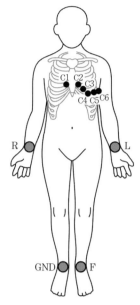

四肢誘導は標準十二誘導心電図の一部であり，R-L間の第Ⅰ誘導，R-F間の第Ⅱ誘導，L-F間の第Ⅲ誘導を計測する。

（b）四肢誘導

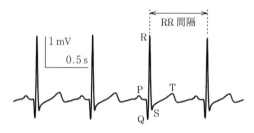

標準十二誘導心電図では，四肢に四つ（R, L, F, GND），胸郭に六つ（C1〜C6）の電極を装着し，心臓の電気的興奮伝播を12種類の誘導（異なる電極間の電位差）によって計測する。

（a）心電図の電極配置　　　　（c）健常者の心電図（正常洞調律，第Ⅱ誘導）の例

図 5.2　心電図の計測方法と心電図波形

向と離れた体表部位（胸郭上の左肩あるいは右脚方向）や鎖骨などに設置します。電極を設置する場所はあらかじめアルコール綿などで拭いて清潔にしておき，接触抵抗が小さくなるようにします。電極は導電性ジェルやペーストを使って体表面に貼り付けるほか，使い捨ての粘着ゲル付き電極も用いられます。生体アンプのサンプリング周波数は 250〜1 000 Hz とし，フィルタ設定は 0.5〜40 Hz，ノッチフィルタは必要なら使用します。図（c）は健常被験者の心電図の一例です。本章でおもに取り上げる心拍変動解析では，各拍動に対する心電図の最大ピークとなる R 波の時刻を抽出して行うため，R 波ピークが交流ノイズのために明確に抽出できない（ピークの先端が割れてしまうなどの）場合はノッチフィルタを使用するとよいでしょう。心電図第Ⅱ誘導の振幅値は体格等にもよりますが 1〜2 mV 程度となります。

5.2 心電図の医学および生体工学における用途

〔1〕**心疾患の診断**　心電図は心臓電気活動の観測ですから，心電図に現れる興奮のパターンや，特定の心電図成分の欠落や延長，極性変化などによって不整脈や虚血性心疾患

を検査することができます。正常な心電図（正常洞調律）では，1回の心拍動に対してP波，QRS波，T波と呼ばれる心電図の波形変化が生じます（図5.2（c））。P波は心房の収縮を，QRS波は心室の収縮に対応しており，いったん興奮（脱分極）した心筋細胞の興奮状態が収まり，休止状態に戻る（再分極）部分がT波となって表れます[17]。心電図で発見されやすい心疾患には心拍のリズムの異常である不整脈や，心臓の血管が動脈硬化等で閉塞し，その血管が酸素やエネルギーを供給していた心筋部分が一時的に機能しなくなったり，壊死したりする虚血性心疾患において生じる心筋興奮伝導の異常が挙げられます。例えば，心臓の拍動を開始させる洞房結節のペースメーカー機能が失われると，P波の出現頻度が低下したり，P波が消失してQRS波のみが観察されたりするようになります（洞房結節以外の特殊心筋にも自発的に興奮する機能があるため，洞房結節が長い間興奮しないとほかの特殊心筋が代わりに興奮して心臓を収縮させる代償機構があります）。また，心房から心室へ電気的興奮を伝える房室結節（図5.1）に伝導異常が生じると，P波とQRS波の間の時間が延長します（房室ブロック）。また，ショック状態などにより心臓内で発生した興奮が心房や心室の内部を連続的に刺激する回路をつくってしまい，心臓が弱い収縮を繰り返して血液のポンプ作用を失う心房・心室細動の状態となると，低振幅で正弦波状の心電図となり除細動（電気ショック）などの緊急処置が必要となります。したがって不整脈を検査する場合は，心電図の発生頻度（心拍数）のみならず，P波，QRS波，T波の間隔や波形の特徴を観察します。また心筋の虚血が生じると，心室の興奮伝導を表すQRS波，T波の部分の振幅に変化が現れ，特に虚血部分に近い電極で変化が顕著となるため，十二誘導心電図による検査で虚血部位を推定することが行われます。病院内の入院患者のモニタ装置や循環器検査用の心電計ではこうした心電図波形上の変化を自動で診断するアルゴリズムが搭載されているものが増えています。

〔2〕 **心拍変動解析による心臓自律神経機能の評価**　　心拍のリズムを決める洞房結節は，脳と全身の臓器をつないで内臓機能の調節を行う自律神経系の投射を受けており，全身状態や心理状況の変化に合わせて心拍数の調節が行われます。自律神経とは，呼吸や消化，排泄機能などの内臓機能を調節している神経系のことで，交感神経系と副交感神経系から構成されています。交感神経系は身体を活動的にする方向に働き（心拍数，呼吸数の増加や気管の拡張など），副交感神経系は身体の休息や維持の方向に働きます（心拍数，呼吸数の低下や消化活動の促進など）。交感神経系と副交感神経系はその機能が拮抗しており，臓器のほとんどは交感神経と副交感神経の二重支配を受けています。身体の状況に合わせてどちらかの神経系を優位にすることで，人体が環境の変化に対して適切に対応できるようにする身体のしくみの一つです。

　頭で考えて体を動かすための運動神経系，外界の変化を知覚するための感覚神経系（視覚

や触覚など）と異なり，自律神経系は身体の内外の環境変化に内臓機能を対応させ，体内環境を一定に保つことを目的としているため，その調節は無意識下で行われます。自律神経系の中枢（司令塔）は脳の視床下部という部分にあり，血中酸素濃度や体液の浸透圧，血糖値などの体内環境の情報のほか，視覚や聴覚からの刺激によって引き起こされた情動（喜び，恐怖，ストレスなど）の情報を受け取っています。視床下部はこれらの情報を総合して自律神経系に指示を送り，全身の内臓機能の調節を行います[17]。したがって，「運動の開始により血液中の酸素濃度が低下すると，筋組織へ十分な酸素と栄養を供給するために心拍数，呼吸数が上昇する」といった末梢（身体）で感知される環境変化だけでなく，「壇上で発表をすることになり，緊張で心臓がドキドキする」といった精神的・意識的な中枢（脳活動）の変化によっても自律神経系の調節が生じます。生体工学や実験心理学では，おもにこの後者の意識や情動の変化を，心臓自律神経活動の変化から定量的な指標として検出する目的で心拍変動解析が行われます。

〔3〕**心拍変動とは** 自律神経の活動は〔2〕に挙げた外部刺激による変化だけにとどまらず，安静時であっても，呼吸のリズムや血圧変動の影響を受けて，つねに変動しています。呼吸，血圧などの数秒，数分単位から覚醒，睡眠に関わる数～数十時間にわたる，さまざまな周期のヒトの生命活動のリズムを反映して，健常なヒトの心拍間隔は0.003～0.4 Hz程度の周波数帯でゆらぎを示すことがわかっています。心電図から心拍間隔（RR間隔）を1拍分ずつ抽出し，その時間間隔のゆらぎのデータに対してフーリエ変換などを用いた周波数解析を行うと，ゆらぎの周波数に対応した複数のスペクトルが得られ（**図5.3**），疾患や情動状態の変化によってそのスペクトル成分の強度が変化します。交感・副交感神経の遮断薬を投与した動物実験やヒトの臨床研究から，特定のスペクトル成分が持つ生理学的な意

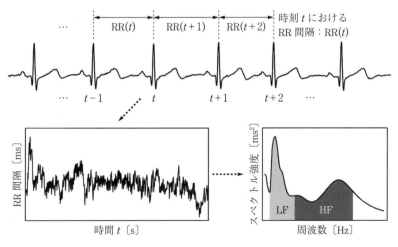

図5.3 心拍変動解析の流れ

64   5. 心電図と心拍変動解析

味も明らかになりつつあります（**表5.1**）。心拍変動のスペクトル成分の減少（ゆらぎの減少）は，心臓突然死を引き起こす致死性不整脈の発生頻度や，高齢者の虚弱傾向とも関連性があり，ウェアラブルデバイスなどと組み合わせた見守りシステムなどへの応用も期待されています。

表5.1　心拍変動解析における心拍変動スペクトルの主要周波数成分と自律神経活動指標

ultra-low frequency（ULF）	0.003 Hz 以下の成分
very low frequency（VLF）	0.003 〜 0.04 Hz 成分
low frequency（LF）	0.04 〜 0.15 Hz 成分 交感神経活動，あるいは交感神経活動と副交感神経活動の両方の影響を受けて変化するとされる。
high frequency（HF）	0.15 〜 0.4 Hz 成分 副交感神経活動の指標として活用されている。
LF/HF	LF 成分と HF 成分の比率 交感神経活動指標として用いられることが多い。
nHF	LF 帯域以上の総パワー値に対する HF パワー値の比
nLF	LF 帯域以上の総パワー値に対する LF パワー値の比

〔**4**〕　**心拍変動解析の種類**　　心拍変動解析にはいくつかの方法があり，大きく①時間領域解析，②周波数領域解析，③その他の解析，に分類することができます（**表5.2**）。いずれも RR 間隔の時系列データを用いた解析ですが，①と③は一般に医学領域で心疾患患者の予後などを推測するために使用され，24 時間ホルター心電図などで計測された長時間の心拍ゆらぎを評価対象とします。心理実験などにおいて得られる，数分単位の心拍変動データから自律神経活動の変化を評価する場合には，②が適当です。ただし，表5.1 で示したように心拍変動は低周波成分の信号であるため，数分単位の実験データから解析される周波数解析指標は比較的高周波数帯域の HF 成分，LF 成分に限定して示されることが多いです。本

表5.2　心拍変動解析の方法

時間領域解析 （5.3節〔4〕）	RR 間隔の時系列データ（図5.3左下）から求められる統計指標（標準偏差など）を利用し，心拍ゆらぎの時間範囲を評価の対象とする。長時間計測された心拍データに適用されることが多い。
周波数領域解析 （5.3節〔5〕〜〔8〕）	RR 間隔の時系列データを FFT，ウェーブレット変換，自己回帰（autoregressive：AR）モデルなどにより周波数領域に変換し（図5.3右下），自律神経活動の変化により影響を受けると考えられる特定の周波数領域（表5.1）の振幅やパワー値の変化を評価の対象とする。ウェーブレット変換，AR モデルを用いる方法は，数分単位の短時間の計測データにも適用可能である。
その他の解析 （5.3節〔9〕）	心拍変動データの持つ自己相関性（呼吸や覚醒リズムなどに応じて数分，数時間，数十時間の単位で同じような RR 間隔のパターンが繰り返されること）を利用した解析法。ポアンカレプロット，power-law scaling analysis，detrended fluctuation analysis などが知られている。一定の時間間隔で繰り返されるパターンを発見するために，長時間計測された心拍データが適用対象となる。

書では，認知課題中の心拍変動データを用いて交感神経指標のLF/HF成分，副交感神経指標のnHF成分を抽出する②の方法について重点的に説明します。ただし読者が長時間計測データや臨床データなどを扱う場合も想定して，①で用いられる指標のMATLABでの計算方法についても解説します。それぞれの解析手法を説明している項目については表5.2を参照してください。

5.3 MATLABによる心拍変動解析

〔1〕 **心電図データサンプル（ECGsample）について**　サンプルデータの「ECGsample」の詳細を以下の**表5.3**，**表5.4**に示します。サンプルデータは，生体アンプから出力されたテキストデータをMATLAB用のmatファイルとしてあらかじめ変換したものが提供されています。このデータは難易度の異なるビデオゲーム課題（表5.4，**図5.4**）に対する心電図データです。これらのデータを用いて，自律神経指標（交感神経活動，副交感神経活動）の変化をMATLABで解析していきます。

表5.3 心電図データの詳細

脳波計	日本光電社製：多チャンネルテレメータシステム WEB-1000 心電図送信機 ZB-151H，ディスポ電極 M ビトロード
電極配置	第Ⅱ誘導（送信機付属の電極コードを用いて電極を貼付）
サンプリング （標本化）周波数	1 000 Hz
フィルタ	ハイパスフィルタ：1.6 Hz，ローパスフィルタ：30 Hz ノッチ（交流遮断）フィルタ：なし
被験者	健常成人（35歳女性）

表5.4 心電図データの内容

SingleECG.mat	ビデオゲーム課題（テトリス）の単独施行：約6分 課題：ゲーム画面上部から落下してくるブロックを組み合わせて，30列のラインをなるべく早く消去する。被験者は課題に熟達しており，難易度は低い。
PairECG.mat	ビデオゲーム課題（テトリス）の協力施行：約7分 ※「SingleECG」と同一の被験者の心電図データ 課題：一つのゲーム画面に二つのブロックが同時に現れ落下してくる。被験者ともう1人のパートナーとがそれぞれのブロックを協力して動かし，30列のラインをなるべく早く消去する（図5.4）。協力施行課題はパートナーの操作も観察しながら適応的に課題を遂行する必要があるため，被験者にとって難易度が高い。

〔2〕 **心電図データの図示**　心拍変動解析を行うには，心電図データからR波の時刻を抽出し，1拍ごとの心拍の間隔を計算する必要があります。まずはMATLABで単独施行時のデータを読み込んで，心電図のデータを図示してみましょう。

66   5. 心電図と心拍変動解析

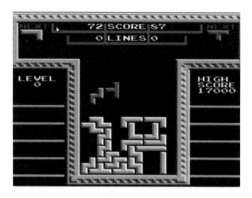

図 5.4 ビデオゲーム課題の協力施行のスクリーンショット

```
>> load SingleECG      % 単独施行のデータをオープン
```

MATLAB のワークスペースでデータ「SingleECG」を確認すると，2 列のデータになっています．1 列目が心電図の計測値〔mV〕で，2 列目がトリガ情報を表しています．トリガは課題の開始時と終了時に「1」が入力されています（**図 5.5**）．2〜4 章で扱った脳波データと異なり実験時間のタイムスタンプは記録されていないので，サンプリング周波数に沿った時間軸 tind を以下のように定義して，心電図波形をプロットしてみます．トリガ信号の情報を利用して，データの中のどの時刻で課題の開始，終了が生じたかも合わせて示してみましょう．4 章までで学習した関数だけを使って図示が可能です．

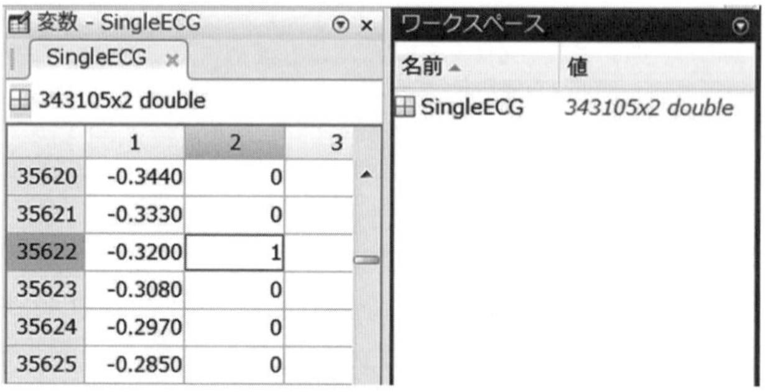

図 5.5 SingleECG データ 2 列目のトリガ信号

```
1  >> Fs = 1000;                                % サンプリング周波数 Fs の設定〔Hz〕
2  >> tind = [0:length(SingleECG)-1]/Fs;        % データの時間軸の設定〔s〕
3  >> trig = find(SingleECG(:,2));              % トリガ信号の検出
4  >> figure(1); plot(tind, SingleECG(:,1));    % 心電図データの描画
5  >> xlabel('Time [s]'); ylabel('ECG [mV]');   % 縦軸・横軸ラベルの指定
6  >> title('ECG raw data');                    % 図のタイトルの指定
7  >> yl = ylim;                                % 現在の図における y 軸の範囲を取得
8  >> for ii = 1:length(trig)                   % 図中にトリガの時刻を表す点線を描画する
9         figure(1); hold on;                   % figure(1) に重ね書きをする
```

```
10          plot(tind(trig(ii))*[1,1],yl,'k:'); hold off;
11     end
```

最後の5行（7〜11行）は，図の中でトリガ時刻に黒点線を書き込むための部分です。関数 ylim は，2章では y 軸の表示範囲を指定するために ylim([ymin,ymax]) という形で使用しましたが，引数を指定しない形で実行すると「現在描画されている図の y 軸の表示範囲」を [ymin,ymax] の形で得ることができます。これを利用して，最後の for ループ中でトリガ時刻を表す黒点線（plot のオプション 'k:' の意味については 3.4 節〔2〕を参照）を重ね書きするときの y の値を決定しています。そのうえで，for ループを使いトリガの個数だけ繰り返し処理を行うことで，すべてのトリガの時刻（tind(trig(ii))）において，y 軸の最小値〜最大値の範囲で黒点線を描くことができます。

出力された約5分間の心電図データから，1拍ごとの心電図波形を観察するために「ズームイン」機能（虫眼鏡のアイコン，2.3 節〔3〕参照）で波形を拡大してみます。あるいはコマンドラインから

```
>> xlim([34,37]);  % 34〜37秒のデータのみ図示
```

のように指定して波形の一部分を表示させてみてください。P-QRS-T の正常洞調律のパターンを確認することができます（**図 5.6**）。

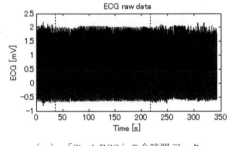
（a）「SingleECG」の全時間データ

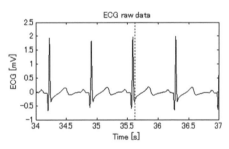
（b）34〜37秒の拡大図

図 5.6 心電図波形

〔3〕**心電図からの RR 間隔の検出**　RR 間隔を抽出するためには，まず各心拍波形の R 波時刻を検出する必要があります。1次元データ中の局所的最大値（ピーク）を検出する MATLAB 関数 findpeaks を使用してピーク時刻を抽出してみましょう。

```
1   % R波時刻の検出
2   >> [pks, locs] = findpeaks(SingleECG(:,1), 'MinPeakHeight',1); % ピーク検出
3   >> figure(1); hold on; % 検出したピークをマゼンタの丸印（'mo'）でマークする
4   >> plot(tind(locs), SingleECG(locs,1), 'mo');
5   >> hold off;
```

2行目のfindpeaks関数を実行すると，出力として検出したピークの振幅値のベクトルpksと，ピークが出現したデータの場所（インデックス）を表すlocsが出力されます。これらはピークの個数と同じ大きさの1次元ベクトルになり，今回の計測では479個のR波が検出されたことをワークスペース上で確認してください。関数への入力は，第1引数が心電図のデータで，第2引数以降はピークを調べるためのオプションです。オプションはその種類とパラメータを対にして指定し，'MinPeakHeight',1の場合は，「ピークの最小値が1mV以上である」という条件を追加しています。このオプションがないと，findpeaksは極大値をすべて検出してしまうため，P波やT波のピーク位置や，小さなノイズによって波形が上下にゆらいでいる部分などの不必要なピーク位置も拾ってしまうからです（図5.7）。ここでは，R波がほかの心電図ピーク（P波やT波）よりも振幅が大きいという特徴を利用してR波の検出を行いました。個人によってR波ピークの振幅が変化するため，データに合わせて最小値を指定します。心拍変動解析ではR波のピーク検出が飛び飛びになったり，R波以外のピークが誤って検出されたりすると正確な評価ができなくなります。上記の例のように検出されたピーク時刻を図示したうえで最初から最後まで心電図波形を確認し，R波がもれなく検出されているかどうか確認することが重要です。

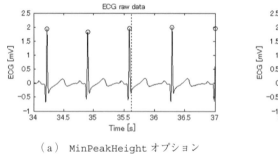
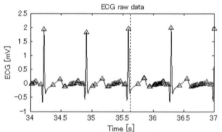

（a）MinPeakHeightオプションありの場合（○）
（b）MinPeakHeightオプションなしの場合（△）

図5.7 findpeaksによるピークの検出

つぎに，R波の時刻インデックスのデータ「locs」から，RR間隔の時系列データを作成します。R波の出現頻度は一定ではないため，RR間隔のデータは，そのR波が発生した時刻と，その一つ前のR波との時間間隔を要素に持つ2次元ベクトルとして示します。つまりk番目のR波が生じた時刻をt_kとおくとき，RR間隔のデータは$(t_k, \delta t_k):=(t_k, t_k - t_{k-1})$をすべての$k(>2)$について計算したものとなります。下記のコマンドを実行して，RR間隔のデータ「RawRR」を作成してみましょう。

```
1  % RR間隔の検出
2  >> RawRR = [locs(2:end)/Fs,diff(locs)];        % 1列目：時刻，2列目：RR間隔
3  >> figure(2); plot(RawRR(:,1), RawRR(:,2));    % RR間隔データの描画
4  >> xlabel('Time [s]'); ylabel('RR interval [ms]');
```

```
5    >> title('RR interval');
6    >> yl = ylim;                                    % 現在の図におけるy軸の範囲を取得
7    >> for ii = 1:length(trig)                       % トリガ時刻の描画
8           figure(2); hold on;
9           plot(tind(trig(ii))*[1,1], yl, 'k:'); hold off;
10   end
```

図5.8のようにRR間隔の時系列がプロットされます。ここで，RawRRの1列目は2拍目以降のR波が発生した時刻の情報です。locs(2:end)と指定することで，2拍目から変数locsの最後の要素（end）までを選択することができます。2列目は直前のR波との時間の計算を行っており，隣接する要素間の差分を返す関数diffを使用しています。

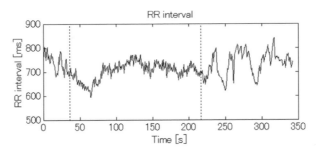

図5.8 「SingleECG」データから抽出されたRR間隔の時間変化

データを確認すると，計測開始から課題施行開始後の60秒付近まで心拍間隔が減少していき，その後一定の心拍間隔で安定すること，また課題の終了後（二つ目の点線以降）にも心拍間隔が大きく変動しながら課題開始前の間隔に戻っていく様子がわかります。RR間隔は「心臓が1回拍動するのに何秒を要したか」の時間ですから，1分当りの秒数60をRR間隔で除すると瞬時心拍数（回/分）になります（例えばRR間隔が800 msの場合，瞬時心拍数は60/0.8 = 75回/分）。つまりRR間隔の減少は心拍数の増加と等価であるため，計測開始から1分程度は計測による緊張や課題の実行に伴う興奮が生じ，心拍数が増加していったと考察できます。また同時に，心拍変動は数十秒かけて変動するような大きなゆらぎから，数秒単位で振動するような複数の周波数成分を含む信号であることがわかります。課題の実行中と終了後の波形を比較するとわかるように，課題の実行や終了などの環境変化によって自律神経活動が変化し，心拍変動のパターンが変わっていくことがよくわかります。このRR間隔の変動の性質を解析し，自律神経活動の変化を調査するのが心拍変動解析です。

〔4〕**心拍変動の時間領域解析** RR間隔の時系列データをそのまま利用する時間領域解析では，心拍ゆらぎの統計的性質を自律神経活動の指標とします。表5.5に時間領域解析で用いられるおもな指標を示しました。心疾患の状態では心拍ゆらぎが少なくなることが知られており，これらの時間領域指標は心拍ゆらぎの主要因である呼吸周期を反映した副交感

70   5. 心電図と心拍変動解析

表5.5 心拍変動のおもな時間領域解析指標（標準値は文献15）より引用）

名　称	定　義	標準値
SDNN （standard deviation of normal RR intervals）	データ全体における RR 間隔の標準偏差。100 ms 以下になると致死性不整脈等のリスクが高まると考えられている。	141 ± 39 ms
SDANN （standard deviation of the averaged normal sinus RR intervals for all 5-min segments）	全計測時間において 5 分間ごとに計算された平均 RR 間隔の標準偏差	127 ± 35 ms
RMSSD （root-mean-square of the successive normal sinus RR interval difference）	隣接する RR 間隔の差の 2 乗平均平方根	27 ± 12 ms

神経活動の指標として解釈されます。先に述べたように時間領域指標の多くは長時間データの全体に適用するためのものですが，RMSSD は計測時間をいくつかの区間に区切って，心拍変動のゆらぎの時間変化を見ることにも使われます。ここでは約 6 分間のサンプルデータの RR 間隔データ全体に対して SDNN を求め，さらに 15 秒間ごとの RR 間隔データに対して RMSSD を計算してその時系列を図示してみましょう。

```
1   % SDNN の計算
2   >> SDNN = std(RawRR(:,2));
3   % RMSSD の計算
4   >> dt = 15;                            % RMSSD を計算する時間長〔s〕
5   >> nbin = floor(RawRR(end,1)/15);      % 何点分の RMSSD が計算できるか調べる
6   >> RMSSD = zeros(nbin,2);              % あらかじめデータ領域を確保しておく
7   >> for ii = 1:nbin
8          trange = [dt*(ii - 1), dt*ii];   % RMSSD を計算する時間領域の設定
9          % trange の範囲内にある RR 間隔のインデックスを seg_index に代入する
10         seg_index = find(RawRR(:,1) >= trange(1) & RawRR(:,1) < trange(2));
11         % 選択されたインデックスの範囲の RR 間隔の値を segRawRR に代入する
12         segRawRR = RawRR(seg_index,2);
13         % RMSSD の計算
14         RMSSD(ii,:) = [mean(RawRR(seg_index,1)), rms(diff(segRawRR))];
15     end
16  >> figure(3); plot(RMSSD(:,1), RMSSD(:,2), 'o-');
17  >> xlabel('Time [s]'); ylabel('RMSSD [ms]');
18  >> title('RMSSD transition - 15 s bin');
```

SDNN の計算にはデータの標準偏差を算出する関数 std を用います。ワークスペースで計算結果を確認すると「44.6 ms」となっており，表5.5 を参照すると健常者の範囲よりかなり小さく，心疾患のハイリスクを示す値になっています。しかし今回のデータは精神的な緊張状態を引き起こす認知課題中の心拍変動データの部分から計算されたものであり，心拍ゆらぎがより増加すると考えられる休憩時や睡眠時などのデータが含まれていないため正確な値ではありません。一方で RMSSD を図示してみると**図5.9**のようになります（トリガ時刻の図示の部分は本節〔2〕，〔3〕に記したものと同じですので省略しました）。RMSSD の値は 15 〜 30 ms の間で推移しており，標準値の範囲の値となっています。論文などで参考に

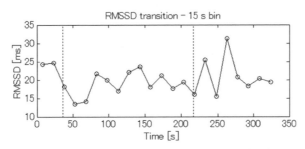

図 5.9 「SingleECG」データにおける RMSSD の時間変化

した心拍変動の指標を手持ちの計測データに適用する場合には，そのデータに適した時間領域解析の指標であるかどうかを確認して行うことをおすすめします。

5 行目の関数 floor は，その値を超えない最大の整数に丸める関数です。15 秒ごとに RMSSD を計算するため，今回のデータにおいて何点の計算値をとれるかを計算するために使っています。その後，計算される点数分の変数 RMSSD を zeros で定義し，for ループの中で 15 秒ごとの範囲に入る RawRR のデータを抜き出して segRawRR に入れています。for ループの最後で，RMSSD の 1 列目に選ばれた RawRR データの平均時刻を，2 列目に RMSSD の計算値を代入しています。RR 間隔の検出に使用した関数 diff によりまず segRawRR の差分（隣接する RR 間隔の差）を計算し，2 乗平均平方根を計算する関数 rms に入力して定義通り RMSSD を算出しています。

図 5.9 のデータを用いて，課題中の被験者の心理状況について考察してみましょう。課題の開始直後に RMSSD が低下し，副交感神経活動の抑制が見られます。5.2 節〔2〕で述べたように，交感神経活動と副交感神経活動とは拮抗関係にあるので，RMSSD の低下は，交感神経活動の増加すなわち精神的な興奮やストレスの状態を表していると解釈できます。課題の開始に伴い，被験者の覚醒度が増加し，課題に集中していることが考察できます。また，課題の終了にかけていったん回復した RMSSD が再度減少傾向となり，終了後には RMSSD の低値と高値が繰り返されるという結果になりました。この課題では被験者は課題を成功させたので，課題の達成（テトリスの 20 ラインのクリア）が近付くにつれて精神的な興奮度が増加し，終了後には課題を達成したことによる精神的な高揚と，安堵による副交感神経の活動増加が交互に現れている可能性がある，というように考察できます。ただし，これらの考察はあくまで心拍変動という一つの指標から被験者の精神状況を想定しただけであり，本当に被験者がどのような状況であったかを特定するものではありません。ヒトの実験であれば実験中のビデオを撮っておいて後で被験者本人に見てもらい，そのときの心理状況についてアンケートをとると，結果の解釈に役立ちます。また，複数の被験者に同様の課題を行わせて，共通して現れる変化を見つけることで，個人差を超えて現れる自律神経活動

72　　5. 心電図と心拍変動解析

変化の特徴を抽出することが可能になります。

〔5〕　**RR 間隔データのリサンプリング**　　〔4〕の時間領域解析で得られる指標はおも
に副交感神経活動の指標と考えられていますが，交感神経活動に相当する指標は算出できま
せん。周波数領域解析の利点の一つは，表5.1 に示した交感神経活動，副交感神経活動を反
映する心拍変動データの周波数成分を個別に評価することで，自律神経活動をより詳しく解
析できる点にあります。周波数解析の方法としてフーリエ変換をはじめとしたディジタル信
号処理を用いますが，〔3〕で検出した RR 間隔のデータ「RawRR」は，R 波が発生したと
きの時刻とそのときの RR 間隔の集合であるため，周波数解析を行うのに必要な等時間間隔
でサンプリングされたデータとはなっていません。周波数解析を行うために，まずは RR 間
隔のデータを等間隔の数値データに変換するリサンプリングをつぎのように行います。

```
1  >> newFs = 10;          % リサンプリングの時間間隔 @ 10 〔Hz〕
2  >> newtind = RawRR(1,1):1/newFs:RawRR(end,1);  % 等間隔の時刻データを定義
3  >> RR = [newtind; interp1(RawRR(:,1), RawRR(:,2), newtind)]';
4  >> figure(4); plot(RawRR(:,1), RawRR(:,2));      % リサンプリング前の RR 間隔
5  >> hold on; plot(RR(:,1), RR(:,2), 'r');         % リサンプリング後の RR 間隔
6  >> xlabel('Time [s]'); ylabel('RR interval [ms]');
7  >> title('RR interval');
```

はじめの2行は新しくデータをリサンプリングする時間間隔（新しいデータのサンプリング
周波数）と時刻インデックスの設定です。リサンプリング周波数 newFs は，元データのサ
ンプリング周波数を超えない範囲で任意で設定できますが，周波数解析で対象となる周波数
帯が 0.4 Hz 程度までの信号であるため（表5.1），それほど高い周波数である必要はありま
せん。この例では 10 Hz でリサンプリングを行っています。リサンプリング後の時間イン
デックスである newtind は，元データの最初の時刻から 10 Hz 間隔とし，元データの最後
の時間インデックスを超えない範囲で指定します。3 行目がリサンプリングされた RR 間隔
のデータ RR の定義式となります。1 行目は時間インデックス，2 行目がリサンプリングさ
れたデータとなります。関数 interp1 には，第 1 引数に元データの時間インデックス，第
2 引数に元データの時間インデックスに対応する RR 間隔の値，第 3 引数に新しくリサンプ
リングを行う時間インデックスを入力します。出力は newtind の時刻に対応する RR 間隔
の値の行ベクトルとなります。ここまで RR 間隔は列ベクトルで表してきたので，3 行目で
は 1 行目に時間インデックス，2 行目にリサンプリングした RR 間隔のデータを配置した後，
行列の転置（〔行列〕'）を用いて列ベクトルに直しています。4 行目以降はリサンプリング前
後での RR 間隔の波形を観察するための描画部分となっています。紙面は白黒印刷の都合上
灰色線と黒線で表しましたが（**図5.10**），実際にコマンドを実行すると赤線と青線でリサン
プリング前後の波形の違いを観察することができます。10 Hz のリサンプリングであって

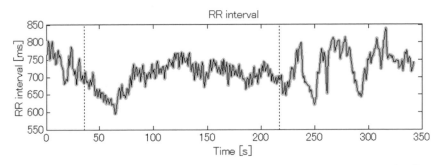

図 5.10 心拍変動の元データ（太線灰色）と 10 Hz でリサンプリングしたデータ（黒線）

も，多少の値の違いはありますが波形の変化をよく追随しており，周波数解析に適したリサンプリングデータが得られています。ズームイン機能等を利用して二つの波形を観察してみてください。

〔6〕 **心拍変動の周波数領域解析（1）: FFT による方法**　心拍変動の周波数解析に使われるおもな信号処理には，① FFT，② ウェーブレット変換を用いた時間周波数解析，③ 自己回帰（autoregressive: AR）モデルによるパワースペクトル推定，の三つがあります。①と②はデータのみから周波数成分を解析することができるためノンパラメトリック手法，③はあらかじめ RR 間隔の波形に何種類の周波数成分が含まれるかを指定しておく必要があるためパラメトリック手法と呼ばれます。

まず，最も計算が単純な①を用いて心拍変動データの周波数解析を行ってみましょう。**図 5.11** は，〔5〕で作成したリサンプリング後の RR 間隔のデータ「RR」を 15 秒ごとに分割した後，3 章と同様の方法で FFT を行って周波数スペクトルを抽出し，交感神経指標の LF/HF と副交感神経指標の nHF の時間変化を検出した例です。FFT 解析についての MATLAB

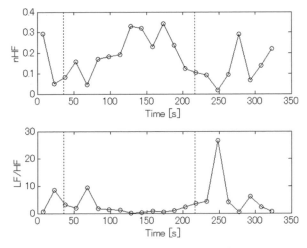

図 5.11　「SingleECG」データの FFT による自律神経活動変化の検出

74　　5. 心電図と心拍変動解析

の操作は3.3節，3.4節に示した手順と同様であるため紙面では省略しました。5章のコードのまとめ「chapter5scripts.m」にすべてのコードを載せてありますので，必要な場合は参照してください。

　図5.9に示したRMSSDによる副交感神経活動解析の結果と，図5.11の時間窓FFTによる解析結果を見比べてみましょう。多少の時間のずれはありますが，課題開始後60秒付近で副交感神経指標を示すnHFが低下し，その後再び回復していく傾向はRMSSDの結果と一致します。交感神経活動の指標であるLF/HFを確認すると，ちょうどnHFと逆の推移をたどっており，副交感神経活動が優位になると交感神経活動が低下するという，自律神経活動の拮抗関係がよく表れています。これらのデータから，被験者は課題の開始時に緊張が高まったが，その後は落ち着いて課題を進めることができていると解釈できます。課題の終了後に再度交感神経活動の増大が確認されていることから，RMSSDの結果で考察したように課題の達成による精神的な興奮が見られたと解釈します。

　FFTによる心拍変動解析における注意点として，解析する時間窓の長さの設定が挙げられます。今回の例では，サンプリング周波数10 Hzでリサンプリングされた15秒間の課題施行時のデータをFFTで解析しました。このとき，フーリエスペクトルの周波数解像度は「サンプリング周波数÷データ数」より $10/(15*10) = 0.066\cdots$ Hzとなり，LF成分（0.04〜0.15 Hz）に相当するスペクトル成分が2点，HF成分（0.15〜0.4 Hz）に相当するスペクトル成分も3点分しか得られません。時間窓を短くして時間分解能を上げようとすると，スペクトルの抽出精度がトレードオフとなる点には注意が必要です。スペクトル強度の時間変化をより詳細に検討したい場合には，データの情報量自体は変化しませんが，次項〔7〕に述べる時間周波数解析による方法をおすすめします。

〔7〕　心拍変動の周波数解析（2）：時間周波数解析による方法　　ウェーブレット変換については3.4節〔5〕でもその概念を説明しました。フーリエ変換と異なり，有限長の基底関数を用いることによって，ウェーブレット変換では各周波数成分の時間変化を検出することが可能になります。「SingleECG」データに時間周波数解析を適用してnHF成分，LF/HF成分を計算し，RMSSD，FFTによる解析結果との比較をしてみましょう。

　この例では，ウェーブレット変換の基底関数としてMorletウェーブレット

$$\Psi(t, f) = \frac{1}{\sigma_t \sqrt{2\pi}} e^{-\frac{t^2}{2\sigma_t^2}} e^{2\pi i f t} \tag{5.1}$$

を使用しています。ここで t は時刻，f は信号を分解する中央周波数，$\sigma_t = 1/2\pi\sigma_f$ はウェーブレット基底関数の持続時間で，比率 σ_f はウェーブレットのサイクル数を C（基底関数に何周期分の波形を使用するか）とするとき $\sigma_f = f/C$ で表されます。サンプルデータの関数「tfa.m（MATLABの組み込み関数ではない）」は，ウェーブレット基底関数の時刻と中央周

5.3 MATLAB による心拍変動解析

波数とを変化させながら元の心拍変動データとの畳み込み積分を行う作業をまとめた関数です。心拍変動データ中のある時刻に，用意した基底関数と近い周波数帯の信号が存在していれば，その時刻・周波数帯での時間周波数成分（畳み込み積分値）が高値になります。したがって時間周波数成分の強度をマップにすることで，どの時間帯にどの周波数成分の強度が変化したかを視覚的に確認することができます。下記の MATLAB コマンドを実行して，時間周波数成分の変化を観察してみましょう。

```
1  >> newFs = 10;
2  >> fvec = 0.01:0.005:0.5;                 % 解析する周波数帯の指定
3  % 時間周波数成分の計算
4  >> [TFS, tvec] = tfa(RR(:,2)', fvec, newFs); % tfa で時間周波数成分を抽出する
5  >> figure(6); contourf(tvec, fvec, TFS, 100, 'LineColor', 'none'); shading flat;
6  >> xlabel('Time [s]'); ylabel('Frequency [Hz]'); colorbar;
7  >> yl = ylim;                             % y 軸の範囲を取得
8  >> for ii = 1:length(trig)
9          hold on; plot(tind(trig(ii))*[1,1], yl, 'w:'); hold off;
10     end
```

図 5.12 に示すようなカラーマップが得られます。周波数帯 fvec は，表 5.1 より LF 成分，HF 成分の周波数帯である 0.04 ～ 0.4 Hz の成分を抽出できるよう，0.01 ～ 0.5 Hz で設定しました。時間周波数解析を行う関数 tfa には，解析する心拍変動データと，解析したい周波数解像度とその範囲，サンプリング周波数を入力して，時間周波数成分の行列 TFS と時間ベクトル tvec を得ます。関数 contourf は等高線（コンター）マップを描く関数です。引数では，横軸のベクトル，縦軸のベクトル，2 次元上でのデータの強度（時間周波数成分の強度），高さを何段階に分割して描画するかを順番に指定しています。図 5.12 より，0.04 ～ 0.15 Hz の LF 成分が，課題の開始前と終了後に増加していることがわかります（紙面では白色に近い方が強度が高いことを示します）。〔6〕までの結果と比較するために，nHF，LF/HF の各指標を抽出して結果を表すと**図 5.13** のようになります。特定の周波数帯成分を検索して足し合わせ，パワーの時間推移を計算する方法は 3.3 節，3.4 節に示した手順と同様であるため紙面では省略します。詳細は 5 章のコードのまとめ「chapter5scripts.m」

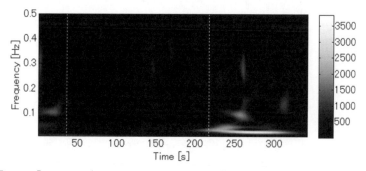

図 5.12　「SingleECG」データのウェーブレット変換による時間周波数パワーの変化

76   5. 心電図と心拍変動解析

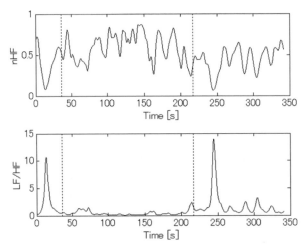

図 5.13 「SingleECG」データの時間周波数解析による自律神経活動変化の検出

を参照してください。

　図 5.13 において，図 5.9 の RMSSD と対応する指標は nHF となります。課題開始前の傾向は多少異なりますが，課題開始後にいったん副交感神経活動が減少してから，その後回復し，課題終了後の 240 秒付近で大きく減少しているところは一致しています．図 5.11 の FFT による結果と比較すると，連続的に時間周波数解析を行ったことにより時間解像度が改善していることがわかります．15 秒付近，240 秒付近で交感神経活動が増大するとともに副交感神経活動が低下しており，自律神経支配の拮抗性もよくわかります．

　同じ時間周波数解析を用いて，協力施行時の心拍変動データを解析した結果が図 5.14 です．図 5.13 と同様に，点線で囲まれた部分が課題の施行中を示しています．協力施行ではパートナーと共同で課題を行うため，難易度が上昇します．これに対応して，副交感神経活

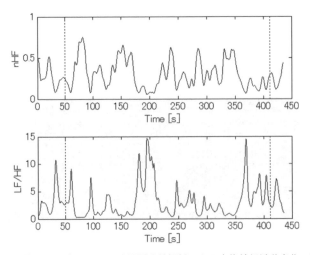

図 5.14 「PairECG」データの時間周波数解析による自律神経活動変化の検出

動指標の nHF は全体的に単独施行時よりも減少しており，逆に交感神経活動指標の LF/HF が課題中に高値を示しています。同一の被験者内での課題による心理的状況の違いを，心拍変動解析によって定量的に示せることがわかる一例です。

〔8〕 **心拍変動の周波数解析（3）：AR モデルによる方法**　フーリエ変換やウェーブレット変換によらず心拍変動データの周波数パワースペクトルを求める方法として，自己回帰（autoregressive：AR）モデルによる方法も用いられます。AR モデルとは，以下の式（5.2）で表すように，時刻 t で得られる時系列関数 $x(t)$（この場合は心拍変動間隔の関数）が，その変数の過去の観測値 $x(t-1)$，$x(t-2)$，$\cdots$，$x(t-p)$（p は正の整数）の線形和と誤差の和で表されると仮定するモデルです。

$$x(t) = \sum_{k=1}^{p} a(k)x(t-k) + w(t) \tag{5.2}$$

ここで $a(k)$ は AR モデルの係数，$w(t)$ は残差で分散 σ^2 を持つホワイトノイズと仮定します。つまり，心拍変動のゆらぎはある周期で過去の影響を受けて変化しているというデータの定常性が前提となります。上式において，どの程度過去を参照するかに相当するモデルの次数 p を決定すれば，ユール・ウォーカー法により計測値に対する AR モデル（$a(k)$ と $w(t)$）を決定することができ，この AR モデルからパワースペクトル密度

$$P(f) = \frac{\sigma^2}{\left| 1 - \sum_{k=1}^{p} a(k)e^{-2\pi ikf} \right|} + w(t) \tag{5.3}$$

を求めることができるという方法です。FFT やウェーブレット変換を行う代わりに RR 間隔の時系列をモデル化したパワースペクトル密度関数（式（5.3））を作成するため，任意の周波数解像度でスペクトル分布を推定できることと，比較的短い時間の心拍変動のデータ解析にも対応可能であるという特徴があります。AR モデルの計算に必要な次数の最適値は，赤池情報量規準（Akaike information criteria：AIC）などを用いて推定することが可能です。ただし実験課題の内容によって，解析時間の中におけるデータの非定常性が強くなる場合（強い刺激が与えられて突発的に心拍数が増加するなど）には，仮定する次数が増加するほど AIC が改善する傾向があり，一般的に推奨されている定常時心拍変動の次数の範囲（$8 \leqq p \leqq 20$）では最適値が定まらない場合もあります。こうした場合は AR モデルの前提である定常性の崩れを意味しているため，ノンパラメトリック解析手法の使用が推奨されます。この定常性の問題のほか，データごとに異なる最適な次数を使用するのか，それとも一定の次数を使用するべきかなどについて研究者の間でも議論があるため，AR モデルを用いた解析結果について論文を執筆する場合は，次数の決定方法について詳しく記述することが求められます。

MATLAB では ar 関数を用いることにより AR モデルの推定を，pyulear 関数を用いることにより AR モデルパワースペクトル密度の計算を行うことができます．図 5.15 に，〔6〕と同様に心拍変動データを 15 秒ごとに分割して交感神経指標 LF/HF と副交感神経指標 nHF の時間変化を検出した例を示します．全体の MATLAB プログラムは「chapter5scripts.m」に掲載されていますが，この中で AR モデルの次数を推定する部分とパワースペクトルの計算部分のみ抜粋して紹介します．なお，計算には Signal Processing Toolbox と System Identification Toolbox が MATLAB に導入されている必要があります．

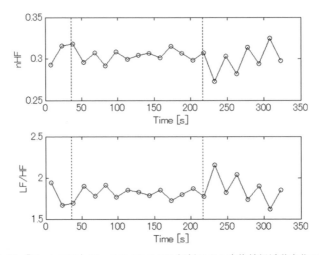

図 5.15 「SingleECG」データの AR モデル解析による自律神経活動変化の検出

──────── chapter5scripts.m（一部抜粋）────────

```
                :
   % 適切な AR モデル次数の設定
1  for mo = 1:floor(length(segRR/2))
2      ARmodel = ar(segRR, mo, 'yw');
3      AIC(mo) = aic(ARmodel);   % AIC の計算
4  end
5  [tmp, morder] = min(AIC);     % AIC が最小となる次数を抽出
6  tindAR(ii,2) = morder;        % 各時間窓における次数を記録
   % パワースペクトル推定
7  [P,f] = pyulear(segRR, morder, [], newFs);
```

mo は次数を探索する範囲で，データ点数よりも少ない範囲の整数で設定します．今回の例ではデータ長の半分以下までとしました．2 行目の関数 ar の第 1 引数は 15 秒ごとに分割された RR 間隔の時系列データ（式 (5.2) の $x(t)$），第 2 引数はモデルの次数 p，第 3 引数はユール・ウォーカー法でモデルを求めるためのオプションです．3 行目で関数 aic を用いて赤池情報量規準値を求め，次数ごとに変数 AIC に記録しています．for ループを出たら AIC が最も小さくなる（＝モデルへの当てはまりが最もよい）次数を選択して morder と

します。選択されたモデルの次数を後で確認できるように，変数 tindAR に選択された次数を格納しておきます。最後に，関数 pyulear を用いてパワースペクトル P と対応する周波数のベクトル f を得ます。入力する第 1 引数は RR 間隔の時系列データ，第 2 引数は推定したモデルの次数，第 3 引数はスペクトルを求めるためにモデルから生成するデータ点の個数で，空行列を指定するとデフォルトの 256 点が選択されます。第 4 引数はデータ点のサンプリング周波数です。

FFT による結果（図 5.11），時間周波数解析による結果（図 5.13）と比較すると，課題開始直後・終了後の副交感神経活動指標の減少と交感神経活動指標の増大は共通して確認できますが，全体的に変化に乏しい時間推移となっています。各時刻のデータで選択された AR モデルの次数 tindAR(:,2) を調べると，この例ではすべての時刻で AIC を計算した最大次数の 140 が採用されており，今回のデータには強い非定常性があるために AR モデルによる解析が適切ではないことが示唆されます。

〔9〕　その他の心拍変動解析　　数～24 時間以上計測した健常者の心拍変動には，そのパワースペクトル密度が周波数 f に反比例する「$1/f$ ゆらぎ（ピンクノイズ）」の性質が現れることが知られています。一方で心疾患患者の心拍変動データは $1/f$ ゆらぎからの逸脱を示すことが多く，患者の予後を調べる目的でいくつかの手法が提案されています。ここでは臨床データの解析でよく用いられる非線形手法のポアンカレプロットを紹介します。そのほか，非線形解析手法として detrended fluctuation analysis，power-low scaling analysis などがありますが，紙面の都合上，これらの解析方法については参考文献 18）を参照してください。

ポアンカレプロット（Poincaré plot：scatter plot，return map，Lorenz plot とも記述される）は，心拍変動の分布を視覚的に観測するための手法です。心拍変動データの第 n 番目の RR 間隔（RR(n)）を横軸に，第 n + 1 番目の RR 間隔（RR(n + 1)）を縦軸にとってプロットすると，**図 5.16** に示すような散布図が得られます。

```
1  >> Pvec = [RawRR(1:end-1,2), RawRR(2:end,2)];
2  >> figure(10);plot(Pvec(:,1), Pvec(:,2), 'o', 'MarkerSize', 4, ...
3        'MarkerFaceColor','b');axis square;
4  >> hold on; plot(xlim, ylim, 'k');
5  >> xlabel('RR(n) [ms]'); ylabel('RR(n + 1) [ms]');
```

図は「SingleECG」データのポアンカレプロットです。〔5〕でリサンプリングした RR 間隔データではなく，生データの RR 間隔データ「RawRR」を使用することに注意してください。マーカーのサイズと塗りつぶしを指定するために，plot の中でオプションの MarkerSize，MarkerFaceColor を指定しました。コマンド中の axis square は，縦軸，横軸の長さを同じにする図のオプションです。

5. 心電図と心拍変動解析

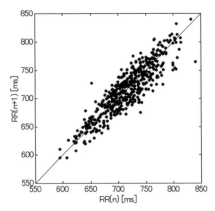

RR(n) = RR(n + 1) の直線が line-of-identity を示している。

図 5.16 「SingleECG」データのポアンカレプロット

　健常者では，ポアンカレプロットの点は RR(n) = RR(n + 1) の直線（line-of-identity）に水平・垂直方向に沿った楕円形状の分布を示します．不整脈患者や心疾患患者では line-of-identity から外れた部分に点が存在したり，極端に分布が小さくなったりするなどの異常が見られます．医師がポアンカレプロットを視覚的に確認する用途のほかに，line-of-identity に対して水平・垂直方向のデータ点のばらつきを標準偏差（SD1, SD2）で表し，数値指標として診断に用いることが行われます．SD1, SD2 の計算はそれぞれのデータ点と line-of-identity の水平・垂直方向の単位ベクトルとの内積による軸方向への写像を得て，これらの標準偏差を求めることで得られます．

```
1  % SD1,SD2 の算出
2  >> SD1 = std(Pvec*[1,-1]'/sqrt(2));
3  >> SD2 = std(Pvec*[1,1]'/sqrt(2));
4  >> disp(['SD1: ',num2str(SD1),' ms, SD2: ',num2str(SD2),' ms']);
```

関数 disp を用いて，コマンドウィンドウに解析の結果を表示するようにしました．disp で表示させたい文字列を [ ] で囲んで指定しています．SD1, SD2 を数値から文字列に変換するために，関数 num2str を用いて変換しています．その結果，line-of-identity に対して垂直方向のばらつき（標準偏差）が 14.0887 ms，水平方向のばらつきが 61.474 ms となりました．

　以上，5.3 節では心拍変動解析の方法と MATLAB での実現方法について説明しました．たくさんの方法があり複雑に感じたかもしれませんが，一つ一つの処理は単純なものばかりです．計測の目的やデータの特性，解析の用途に応じて使い分けてください．

5章で学習した MATLAB コマンド一覧

`yl=ylim`	現在描画している図における y 軸の範囲を［最小値，最大値］の 2 要素ベクトルとして返す。
`[pks,locs] = findpeaks(data, Name,Value)`	1 次元データ（data）において，オプション（Name, Value）の条件を満たす局所的最大値を検出してその振幅値（pks）とインデックス（locs）を返す。Name, Value は 'MinPeakHeight',1（検出するピークの最小値を 1 とする）などのように指定する。オプションの種類については MathWorks 社の MATLAB ドキュメンテーションを参照のこと。https://jp.mathworks.com/help/signal/ref/findpeaks.html（2018 年 3 月現在）
`diff(x)`	ベクトルあるいは行列 x の，要素が 2 個以上ある最初の次元に対して隣接する要素間の差分を計算する。diff(x,n) と指定すると差分を n 回行う。diff(x,n,dim) と指定すると，dim 番目の次元に対して差分を n 回行う。
`std(x)`	ベクトルあるいは行列 x の，要素が 2 個以上ある最初の次元に沿った x の要素の標準偏差を返す。
`floor(x)`	値 x を負の無限大方向へ丸めた整数（x を超えない最大の整数）を返す。x がベクトルや行列の場合は各要素が丸められて出力される。
`rms(x)`	ベクトルあるいは行列 x の，要素が 2 個以上ある最初の次元に対して入力 x の 2 乗平均平方根（RMS）を返す。
`yi=interp1(x,y, xi)`	サンプル点のベクトル x と，対応する値 y に対して線形内挿を行い，新しいサンプル点 xi に対応する値 yi を返す。
`contourf(x,y,z, n,Name,Value)`	x と y で指定される位置に z の値をとる塗りつぶし等高線図を描画する。n は等高線のレベルで，色を何段階に分けて塗りつぶすかを指定する。Name, Value は対で使用し，'LineColor', 'none' や 'LineWidth', '2' などのように等高線の性質やラベルの有無などを指定するオプションである。
`ar(y,n,approach)`[†]	入力データ y に対して，次数 n の自己回帰モデルを作成して出力する。approach に 'yw' を指定することでユール・ウォーカー法による自己回帰モデルを作成することができる。
`aic(model)` [†]	伝達関数モデル（自己回帰モデルは伝達関数モデルの一形態）model を入力すると，そのモデルに対する赤池情報量規準値が出力される。
`pyulear(x,order, nfft,fs)`[†]	入力信号 x に対して，ユール・ウォーカー法を用いて自己回帰パワースペクトル密度の推定を行う。order は AR モデルの次数，nfft は AR モデルを使用して推定するデータ点の長さを指定する。モデルにより計算されたデータに対して，そのパワースペクトルを離散フーリエ変換で求めるため，nfft が大きいと周波数解像度が高くなる。fs は離散データのサンプリング周波数を指定する。
`axis`	現在描画している図の座標軸の設定を行う。axis([xmin,xmax,ymin,ymax]) と指定すれば縦横座標軸の範囲を指定可能である。そのほか，axis equal で縦横座標軸の単位長さを同じにする，axis square で縦横座標軸を 1：1 の長さで表示する，などの表示の変更を行うことができる。
`disp(x)`	変数 x の値を出力する。x は文字列でも数値データでも構わないが，1 変数の内容のみを表示するので，複数の情報を一度に表示したい場合は disp([x1,x2]) などのように大括弧でまとめて入力する。
`num2str(x)`	数値 x を文字配列に変換する。

---

† ar，aic，pyulear の実行には，Signal Processing Toolbox と System Identification Toolbox が必要です。

6章 筋電図の解析

　筋の収縮活動は，身体運動や姿勢保持だけでなく，心臓（心筋）や血管，消化管などの臓器の活動にも必要不可欠な要素です。全身の筋組織は自らの意思で動かすことができ，運動神経の支配を受ける随意筋（手足の筋など）と，自律神経の支配により無意識的に活動を行う不随意筋（心筋，血管の平滑筋など）に分けられます。筋をつくる筋細胞（筋線維）は細長い形をしており（鶏肉の「ささみ」を想像するとよいでしょう），運動神経や自律神経からの遠心性の神経伝達を受けて電気的に興奮すると，長さ方向に短くなるような収縮が生じます（**図 6.1**）[17]。筋電図（electromyography：EMG）とは，この筋が収縮する原因となる筋線維の電気的興奮を，身体表面あるいは筋の内部に設置した電極によって計測したものです。体表面に近い筋の信号は皮膚に貼り付けた電極で比較的簡易に計測できることから（表面筋電図），運動生理学における筋力評価や，人間工学や産業衛生学における作業中の筋負荷の計測，四肢切断者の残存筋活動を利用した筋電義手への活用など，さまざまな研究や産業への応用が行われています。本章では表面筋電図のデータを用いた筋電図の信号処理について説明します[†]。6.1 節で筋電図の原理と計測方法，一般的

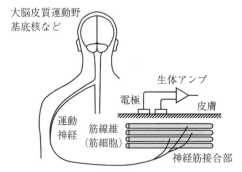

運動神経から神経筋接合部を介して筋線維に電気的興奮が伝えられ，筋線維が興奮する。表面筋電図は筋直上の皮膚表面に電極を設置して筋線維に伝播する電気的興奮を計測するものである。

（a）

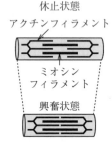

筋線維の内部にはアクチンフィラメントとミオシンフィラメントの2種類の筋フィラメントが互い違いに並んでおり，筋線維の興奮によりミオシンフィラメントが両側のアクチンフィラメントを引き込むこと（滑走）で筋が収縮すると考えられている。

（b）

図 6.1　随意筋における筋電図の原理

---

† サンプルデータは本書の書籍詳細ページからダウンロードできます。
　www.coronasha.co.jp/np/isbn/9784339072457/

に行われる信号処理の種類について整理した後，6.2節で実際にMATLABを用いてサンプルデータを解析する方法を説明します。

6.1 筋電図の原理と計測方法

〔1〕**筋電図の原理**　筋の電気活動を計測する筋電図には，目的筋の上部の皮膚表面に電極を貼付して計測する表面筋電図（surface EMG）と，筋の内部へ針電極を留置する針筋電図（needle EMG）の2種類があります。後者は侵襲的な検査であり，臨床用途で使われることがほとんどです。本書では，非侵襲計測の表面筋電図を対象に，随意筋の筋電図の原理について説明します。

随意筋は運動神経によって支配されており，脳からの運動指令が神経インパルスとなって脊髄を下降し，脊髄の$α$運動ニューロンに中継されて筋線維に伝達されます。脳から筋線維へ下降性に運動指令を伝達する神経を運動神経と呼びます。$α$運動ニューロンの軸索は枝分かれをして複数の筋線維に接続しており，この部分を神経筋接合部（神経終板）と呼びます（図6.1(a)）。神経筋接合部に神経インパルスが到達すると，神経伝達物質のアセチルコリンが筋線維へ放出され，筋線維表面のナトリウムイオンチャネルが開いて筋線維が電気的に興奮（脱分極）します。筋線維内では，脱分極によって細胞内のカルシウムイオン濃度の上昇が引き起こされ，カルシウムイオンは細胞内で互い違いの構造を持つ2種類の筋フィラメントの引き込みを生じます。このことにより，筋線維が脱分極するとその長さ方向に収縮します（図(b)）[17]。随意筋の筋線維は通常，細胞の長さ方向の中央部付近に一つの神経筋接合部を持っており，筋線維の中央部で生じた脱分極は筋線維の両端に伝達され，その結果筋線維全体が電気的に興奮して一定の力で収縮します。一つの筋線維が出力する収縮力の調節はできないため，弱く握る，強く握るなどの筋力の調節は，何本の$α$運動ニューロンを同時に興奮させるかによって行われます。筋電図で観測している電気活動は，運動神経を伝わる神経インパルスではなく，複数の筋線維でほぼ同じ時間帯に生じる脱分極が重なり合った信号です。効率的で円滑な運動を実現するために，脳は目的筋に到達する$α$運動ニューロンをいっせいに興奮させるのではなく，少数の筋線維を支配する$α$運動ニューロンの興奮を先行させ，徐々により多数の筋線維を支配する$α$運動ニューロンを興奮させるように働きます。このように筋線維によって興奮のタイミングが異なるため，これらの電位変化の総和となる表面筋電図の波形は交流信号となり（図6.2），その振幅は0.01～1 mV，周波数帯域は5～300 Hzの範囲が中心となります[19]。

〔2〕**筋電図の計測方法**　表面筋電図の計測電極には，さまざまな形状，素材のものが市販されていますが，一般的な生体計測用途の電極であれば計測が可能です。脳波計用の皿

84   6. 筋電図の解析

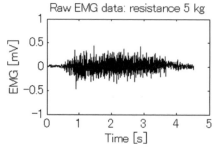
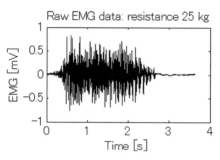

（a） 負荷 5 kg のハンドグリップを 1 回握る運動
（b） 負荷 25 kg のハンドグリップを 1 回握る運動

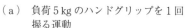

図 6.2　掌握運動における筋電図波形の例（橈側手根屈筋・長掌筋群）

電極と導電ペーストの組み合わせや，ディスポーザブル電極もよく使われています。筋電図も脳波，心電図と同様，生体アンプを用いて計測されます。筋の直上にある皮膚に二つの電極を 2～3 cm 程度離して貼り付け，電極間の電位差を計測値とする双極誘導が用いられます。電位の基準となるアース電極は，電極を貼付した部分に近く，かつ筋電位の影響を比較的受けにくい部位（筋がない骨隆起や関節部分など）に装着します。皮膚の表面はアルコール綿などでよく拭き，脂分や汚れのない状態にして電極を装着します。体毛が多く，電極の浮きの原因になる場合は剃毛します。筋電位は神経筋接合部から筋線維に沿って伝播していく電位活動の観測であるため，事前に測定したい筋の走行をアトラスなどで確認したうえで，筋走行に沿って電極を貼付することが重要です。また，神経筋接合部に対して対称な位置に二つの電極を配置してしまうと，神経筋接合部から対称に筋線維の端に向かって伝播する電位信号が双極誘導により打ち消し合い，信号強度が小さくなってしまう可能性があります。思うような筋電図が得られない場合は，電極位置の確認に加えて，筋腹（筋の中央部分）から近心あるいは遠心にずらした位置で計測する，多数の電極を貼付して良好な筋電図の得られる電極位置を探しておくなどの工夫が必要です。

　実際の計測を行う前に，筋に力を入れない状態でのベースライン状態の計測を行い，交流ノイズの混入がないかどうかも確認します。交流ノイズによって基線が太く見える場合には，生体アンプなど測定装置のアースの接続，電極リード線や被験者が電気機器やケーブルと接触していないか，などについて確認し，できる限り交流ノイズを落とします。該当する周波数帯の筋電図信号は失われてしまいますが，ノッチフィルタを使用して交流ノイズを削減することも対策の一つです。ベースラインの信号の確認後，目的筋を収縮させ，収縮のタイミングや強度と一致した筋電図の出力が得られることを確認して計測を行います。

〔3〕 **筋電図の信号処理の種類**[20]　　図 6.2 は負荷の異なるハンドグリップの掌握運動を行い，同一被験者の出力筋力を変化させて計測した筋電図の例です（6.2 節以降で解析す

るサンプルデータの一部)。図から明らかなように，大きい筋力を出力する場合には筋電図の振幅が増加しています。ただし，筋電図信号は正負の値をとるため，単純に掌握時間の振幅の平均値を計算しても 0 に近い値となり，筋出力を評価することができません。筋電図振幅の稜線の情報を抽出するために，筋電図データには整流・平滑化処理が行われます。整流とは，本来は電気回路の用語で交流を直流に変換することを指しますが，ここでは正負の値をとる筋電図信号を正の値のみをとる信号に変換するという意味で使います。平滑化とは筋電図波形の時間変化をなめらかにすることです。整流・平滑化には，波形の絶対値をとって一定の時間窓で平滑化処理を行う average rectified value (ARV) 法と，波形の 2 乗値に対して一定の時間窓で平均平方根をとっていく root mean square (RMS) 法の二つがあります。整流・平滑化処理については 6.2 節〔3〕，〔4〕で説明します。

　整流・平滑化処理された筋電図波形に対して，筋活動時間中の平均振幅や積分値 (integrated EMG：IEMG) を用いて筋活動量の評価が行われます。また，筋電図の振幅情報は電極の貼り付け位置や筋‐電極間の距離の個人差により値が異なってくるため，複数の被験者のデータや，同一被験者でも電極位置が異なる計測（複数日にわたる計測など）をまとめて解析する場合には，筋電図信号を一定の筋活動時の計測値で正規化する処理が必要になります。一般的には，毎回の計測時に目的の動作に対する筋電図を計測するほかに，目的筋を最大収縮させたとき (maximal voluntary contraction：MVC，最大自発筋収縮) の筋電図を計測し，MVC の振幅を用いてその計測で得られたほかの筋電図振幅を正規化する %MVC を用いた評価方法が広く用いられています。IEMG，%MVC の信号処理については 6.2 節〔5〕，〔6〕で説明します。

　振幅成分だけでなく，筋電図の周波数成分の変化は，筋疲労状態を検出するのに有用であると考えられています。筋活動の持続により神経伝達物質の供給不足が生じたり，疲労物質の蓄積による筋細胞周囲の pH が変化したりすることにより，筋線維上の活動電位の伝導速度が低下し，結果的に筋電図の周波数スペクトルが低周波領域に移動することが知られています。筋電図の周波数成分の特徴量として，平均周波数または中央周波数が用いられます。平均周波数，中央周波数の算出については 6.2 節〔7〕で説明します。

6.2　MATLAB による筋電図の信号処理

〔1〕**筋電図のサンプルデータについて**　筋電図のサンプルデータの計測条件を**表 6.1**に，データの内容を**表 6.2**に示します。サンプルデータは，A–D コンバータから出力されたデータを csv ファイル形式で保存してあります。筋電図以外でも，生体アンプや A–D コンバータから出力されるテキスト（アスキー）形式のデータは csv 形式（カンマあるいはタ

86　　6. 筋 電 図 の 解 析

表6.1　筋電図データの詳細

生体アンプ	日本光電社製2チャンネル高感度増幅器：MEG-5200 入力箱：JB-210J，ディスポ電極Mビトロード ゲイン：5 000倍（74 dB）
A-Dコンバータ	ADInstruments社製：PowerLab4/26（ML846） 生体アンプにて増幅された筋電図をA-D変換する。付属のソフトウェアを用いて PCにデータを取得した。
電極配置	橈側手根屈筋・長掌筋群の筋腹中央と3 cm近心部の皮膚表面に電極を装着。アース 電極は同側前腕の豆状骨上に設置した。
サンプリング （標本化）周波数	1 000 Hz
フィルタ	ハイパスフィルタ：5 Hz，ローパスフィルタ：300 Hz ノッチ（交流遮断）フィルタ：あり
被験者	健常成人（24歳男性）

表6.2　筋電図データの内容

Grip05.csv Grip15.csv Grip25.csv	ハンドグリップの掌握動作（2秒間保持）：約4秒間 脱力状態からハンドグリップを1回握り，2秒間保持してから離す。ファイル名の数値は ハンドグリップの負荷5 kg，15 kg，25 kgに対応する。
Pre.csv Post.csv	ハンドグリップの10回連続掌握動作：約20～25秒間 脱力状態からハンドグリップを1回握り，すぐに脱力することを10回繰り返す。初回の 計測（Pre.csv）の後，同じ掌握動作を疲労を感じるまで繰り返し，疲労を感じた後に，10 回の掌握運動（Post.csv）を行った。
RMSdata.mat	Grip05，Grip15，Grip25の各筋電図データをRMS波形に変換した，振幅情報のセル配列 データ。6.2節〔5〕で使用する。

ブ区切りのテキストファイル）で提供されることが多いため，本章ではcsvファイルの
MATLABへの読み込みも含めて説明します。Grip05，Grip15，Grip25データは異なる負荷
量（5 kg，15 kg，25 kgのハンドグリップ）における掌握活動に伴う筋活動のデータ，Pre，
Postデータは連続した掌握運動の前後での筋活動データを示しています。これらのデータ
を用いて，筋電図の振幅ならびに周波数特性の解析を行っていきます。

〔2〕　**筋電図データの図示**　　csvファイルを含むテキストデータの読み込みには，
MATLAB組み込み関数のimportdataを利用します。csvファイルの読み込みに特化した
関数csvreadも用意されていますが，サンプルデータのようにデータ列の前にヘッダ情報
等が含まれている場合には（**図6.3**），ファイル中のどの場所から読み込むか，あるいはど
の範囲を読み込むかをあらかじめ指定する必要があります。importdataはテキストデー
タの構造から自動的にヘッダ部分とデータ部分を認識して，構造体（異なる種類のデータを
まとめて一つにしたデータ）を出力します。コマンドウィンドウからimportdataを利用
して筋電図のサンプルデータを読み込んでみましょう。

```
>> emg = importdata('Grip15.csv');
```

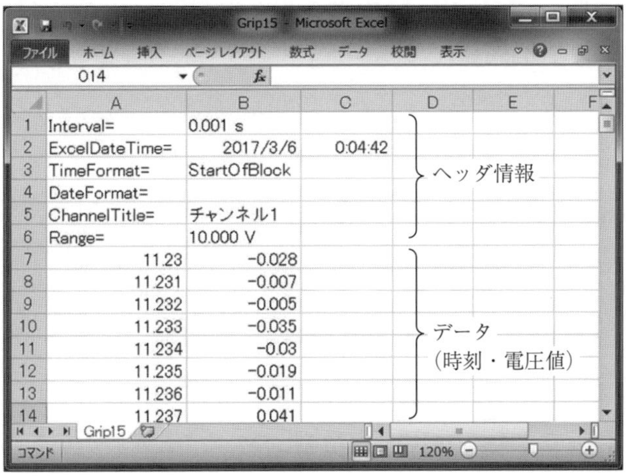

図 6.3 csv 形式でエクスポートされたサンプルデータの例（Grip15.csv）

ワークスペースに構造体「emg」が作成されます．ダブルクリックして構造体の内部を確認すると，「emg.data」「emg.textdata」「emg.colheaders」の三つの変数が作成されています（図 6.4）．構造体のそれぞれの要素は，「構造体名称．要素名称」という形で保存されています．

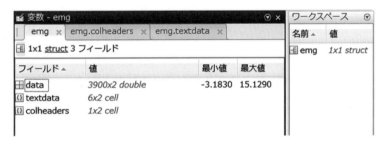

図 6.4 importdata 関数によってワークスペースに読み込まれたサンプルデータの構造体

それぞれをダブルクリックすると中身を見ることができますが，「emg.data」が筋電図のデータ部分（時刻と電圧値），「emg.textdata」がヘッダ情報，「emg.colheaders」がデータのラベル部分に分かれて保存されていることがわかります．オリジナルの csv ファイルと比較してみてください．importdata で正しくデータを読み込めるかはデータの記述構造にも依存しますが，データ部分の列数が一定（行によって列の要素数が変化しない）であるテキストデータに関しては，ほぼ確実に読み込むことができます．ここでは，電圧値のデータを解析で使用するため，以下のように筋電図の生データ raw を定義します．

```
>> raw = emg.data(:,2)/5;
```

ここで，データの電圧値を 5 で除しているのは，生体アンプのゲインが 5 000 倍（表 6.1）

であり，測定値が実際の電圧値より5000倍大きく記録されているのでこれを補正するためです．5000で除すると単位は〔V〕になりますが，ここでは数値の扱いやすさのために〔mV〕表示としたいため，5で除しました．つぎに，計測開始時刻を0とする時刻インデックス tind を定義し，plot を使って筋電図波形を描画してみましょう．

```
1   >> Fs = 1000;                    % サンプリング周波数〔Hz〕
2   >> tind = [1:length(raw)]/Fs;    % 時刻インデックスの作成
3   >> figure(1); plot(tind,raw);
4   >> title('Raw EMG data: resistance 15 kg');
5   >> xlabel('Time [s]'); ylabel('EMG [mV]');
```

図6.5に示すように，正負に触れる筋電図の波形を描画できたはずです．図6.2と比較すると，負荷の増加に伴って筋電図の振幅値が増加していることがわかります．この振幅の増加を定量的に評価するための整流・平滑化処理をつぎに行います．

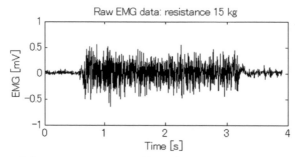

負荷15kgのハンドグリップを1回握る運動を行っている．

図6.5 掌握運動における筋電図波形の例（橈側手根屈筋・長掌筋群）

〔3〕 **振幅情報の抽出：ARV を用いる方法**　ARVでは，波形の絶対値をとることにより整流化を，さらに，①一定長の時間窓での積分（移動平均処理）か，②ローパスフィルタ処理により平滑化を行います．ローパスフィルタとは，信号の周波数成分のうち高周波領域を0に置き換え，低周波領域のみを通過させる信号処理です．時刻 t における筋電図の振幅値を $e(t)$ と表すとき，ARVの処理は以下のように記述できます．

$$\mathrm{ARV}(t) = \int_{-T}^{T} h(\tau) |e(t+\tau)| d\tau \tag{6.1}$$

ここで $[-T, T]$ は積分区間で，平滑化を行う時間窓長（$2T$）を表します．$h(\tau)$ は畳み込み積分を行う重み関数（ディジタル信号処理の場合は数列）で，ARVの計算の前後で筋電図信号のパワーの総和を変化させないために $\int_{-\infty}^{\infty} h(\tau) d\tau = 1$ を満たすものとします．つまり①の場合は $-T \leq \tau \leq T$ で $1/2T$ となり，そのほかの時刻では0をとる矩形波です．②の場合は $-T \leq \tau \leq T$ で指定した周波数特性を持つローパスフィルタの数列であり，そのほかの時刻では0となります．

まず，絶対値による整流と，①の時間窓での積分により平滑化した ARV 波形を算出します。今回は，時間窓を 0.03 秒 = 30 点（サンプリング周波数 1 kHz）としました。

```
1   % 絶対値による整流
2   >> absraw = abs(raw);
3   >> figure(2); plot(tind,absraw); title('Abs');
4   >> xlabel('Time [s]'); ylabel('[mV]');
5   % 移動平均によるARVの算出 (ARV1)
6   >> ARV1 = filtfilt(ones(1,30)/30,1,absraw);
7   >> figure(3); subplot(1,2,1); plot(tind,ARV1);
8   >> title('ARV - moving average');
9   >> xlabel('Time [s]'); ylabel('[mV]');
10  >> ylim([0,0.35]);
```

整流した筋電図波形 absraw を図 6.6 に示します。負の電圧値がすべて正に変換されています。式（6.1）より，①の時間窓での平均処理は，時刻 $-T \leq \tau \leq T$ の筋電図の絶対値波形の平均をとることと等価であり，これを $t = 0$ からデータの最後まで行う移動平均処理になります。移動平均処理は，全要素が $1/2T$（この場合は 30 点の移動平均となるため 1/30），伝達関数の分母が 1 の有限インパルス応答（finite impulse response：FIR）フィルタと等価であるため，本質的には②のフィルタ処理と等価となります。したがって，位相ゼロフィルタ処理を行う関数 filtfilt を使って畳み込み積分を計算しました。関数 filtfilt(b,a,x) は，フィルタの伝達関数の多項式係数の分子が b，分母が a のベクトルで与えられるディジタルフィルタを順方向から適用した後，時間を反転させた逆方向から再度適用して，フィルタ処理による時間遅れを 0 と見なせる応答を返す関数です。図 6.7 (a) に表される平滑化された ARV 波形より，図 6.5 に示した筋電図波形の稜線を抽出できていることがわかります。

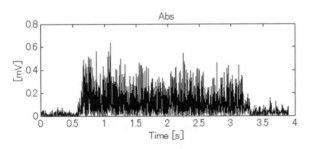

図 6.6　絶対値をとり整流した筋電図波形

平滑化のもう一つの方法である②ローパスフィルタを用いて，同じ整流化筋電図に対して ARV 波形を計算してみましょう。今回は 5 Hz の遮断周波数を持つローパスフィルタを MATLAB の組み込み関数 fir1 を用いて設計し，①の例と同様に filtfilt 関数を用いてデータに適用します。フィルタ長は①の例と同じく 30 点としています。

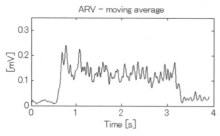
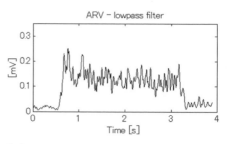

(a) 30点移動平均平滑化による方法　　(b) 5 Hzローパスフィルタ平滑化による方法

図 6.7 整流した筋電図波形の ARV の計算例

```
1  % ローパスフィルタによる ARV の算出（ARV2）
2  >> b = fir1(30,5/500);                % 30次ローパスフィルタ，遮断周波数 5 Hz
3  >> figure(4); freqz(b,1);             % フィルタの周波数応答の確認
4  >> ARV2 = filtfilt(b,1,absraw);       % ゼロ位相ディジタルフィルタ処理
5  >> figure(3); subplot(1,2,2); plot(tind,ARV2);
6  >> title('ARV - lowpass filter');
7  >> xlabel('Time [s]'); ylabel('[mV]');
8  >> ylim([0,0.35]);
```

FIRフィルタを設計する関数 fir1 では，第1引数にフィルタ長，第2引数に遮断周波数を指定しています。遮断周波数は，ナイキスト周波数（サンプリング周波数の半分）を1とした正規化周波数で記述する必要があるため，5 Hz（遮断周波数）/500 Hz（ナイキスト周波数）= 0.01 を入力します。第3引数以降にオプションを入力しない場合，fir1 はローパスフィルタを作成します。3行目の関数 freqz は，作成したディジタルフィルタの周波数応答を表示，確認するために用います。実行すると，図 6.8 に示されるフィルタの振幅応答と位相応答が表示されます。振幅応答のグラフから，目的とする正規化遮断周波数において振幅成分の十分な減衰が得られているかどうかを確認します。今回はフィルタ長（次数）が30とそれほど大きくないため急峻な減衰は得られていませんが，フィルタ長を長くすると振幅応答は改善します。ただし filtfilt によるゼロ位相ディジタルフィルタ処理を行うためには，データ長がフィルタ長の3倍以上である必要があるため注意してください。

ARV の算出，図示は①の例と同様です。5 Hz のローパスフィルタによる平滑化を行った ARV 波形（ARV2）を図 6.7（b）に示します。移動平均平滑化した ARV 波形（ARV1，図（a））と比較すると，どちらもよく似た整流・平滑化波形となっていますが，図（b）の方が高周波数成分を多く残しています。実際に，①で用いた30点の移動平均の数列 ones(1,30)/30 をフィルタと見なして freqz 関数により振幅応答を調べると，3 Hz 付近で −20 dB の振幅成分の減衰を示すローパスフィルタであることが示され，よりなめらかな ARV 波形が得られる理由がわかります。ARV 処理では，移動平均の時間窓，ローパスフィルタの遮断周波数によって出力される波形が変化します。実験レポートや論文等で報告する

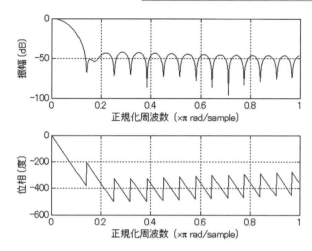

図 6.8 関数 freqz によるフィルタの周波数応答の表示

場合には,整流・平滑化処理の詳細について記述する必要があります.

〔4〕 **振幅情報の抽出：RMS を用いる方法** つぎにもう一つの整流・平滑化の方法である RMS 法を筋電図データに適用してみましょう.式（6.1）と同様に,時刻 t における筋電図の振幅値を $e(t)$ と表すとき,RMS の処理は以下のように記述できます.

$$\mathrm{RMS}(t) = \sqrt{\frac{1}{2T}\int_{-T}^{T} e^2(t+\tau)d\tau} \tag{6.2}$$

$[-T, T]$ は ARV の場合と同様に積分区間で,2 乗値の平均を計算する平滑化のための時間窓長（$2T$）を表します.筋電図の振幅値の 2 乗を計算し,時間窓で平均した平均 2 乗電圧値の平方根をとる処理を行うため,RMS の単位は筋電図の単位と同じ〔mV〕（入力する筋電図信号の単位によっては〔V〕）となります.この 2 乗平均平方根の信号処理は正負に振れる生体信号の強度を定量化する方法として有用であるため,筋電図信号だけでなく誘発脳波の解析などでも用いられることがあります.ARV の場合と同様に 0.03 秒 = 30 点の積分区間を用いて RMS を計算すると以下のようになります.

```
1  >> wlength = 30;              % 積分区間（データ点数）
2  >> RMS = zeros(size(raw));
3  % 積分区間データ長が偶数の場合,時間窓を積分時刻を中心に
4  % 左右対称とするため窓長を 1 増加させる
5  >> if mod(wlength,2) == 0
6       wlength = wlength+1;
7     end
8  >> nedge = floor(wlength/2);   % 時間窓の片側長さ
9  >> dlen = length(raw);
10 >> for ii = 1:dlen             % RMS の計算
11     if(ii <= nedge)            % データの左端
12         RMS(ii,1) = rms(raw(1:(ii + nedge),1));
13     end
```

```
14        if(ii > nedge && ii < dlen - nedge)
15            RMS(ii,1) = rms(raw((ii - nedge):(ii + nedge),1));
16        end
17        if(ii >= dlen - nedge)      % データの右端
18            RMS(ii,1) = rms(raw((ii - nedge):dlen,1));
19        end
20    end
21 >> figure(5); plot(tind,RMS); title('RMS');
22 >> xlabel('Time [s]'); ylabel('[mV]'); ylim[0,0.35];
```

処理がやや長いですが，最初の7行はRMSを計算するための積分範囲の調節で，実際にRMSを計算しているのは8行目以降です．積分区間のデータ点数が偶数の場合，積分区間の半分の長さに相当する式 (6.2) の T に対応するデータの点数が少数となりディジタル信号処理に適さないため，積分範囲のデータ長に1を加える作業を行っています．MATLABの組み込み関数 mod(a,b) は，a を b で除した余りを返す関数です．積分区間のデータ長の調節を行った後，RMSを計算する時刻 t を中心とした左右の時間窓長 nedge を求めます．10行目以降の for ループでは，時刻 t の位置に応じて，$[-T+t, t+T]$ の範囲にデータがすべて存在する場合とそうではない場合に分けて RMS の計算を行っています．積分区間に対してすべてのデータが存在しない場合（データの左右端）には，存在するデータの範囲で2乗平均を求めるようにしています．13行目の if 文の条件中に使用されている && は「かつ（AND条件）」を表しています．最後に plot 関数を用いて筋電図の RMS 波形を描画し，**図6.9** を得ます．図6.7と同様の筋電図振幅変化を表す波形を得られることがわかります．実際の筋電図解析においては，ARV か RMS のどちらか一方で整流・平滑化を行った結果を示すことで十分です．

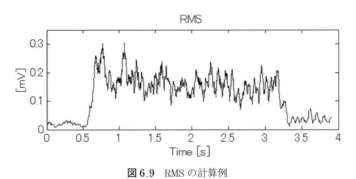

図6.9 RMS の計算例

〔5〕 **IEMG**　〔4〕までの処理で，筋電図の振幅情報を解析する準備が整いました．実際の筋電図実験では，複数の条件下における筋活動の変化を検討することがしばしば行われます．ここでも，サンプルデータで提供している3種類の異なる負荷下におけるハンドグリップ掌握運動時の筋活動の変化を数値指標として表す IEMG を計算してみましょう．

図6.10は5 kg, 15 kg, 25 kgの負荷で掌握運動を行ったサンプルデータのRMSによる整流・平滑化筋電図の例を示しています。信号処理は積分区間の長さを含め，〔4〕までと同様であるため紙面では省略しますが，描画に用いたMATLABコードは「chapter6scripts.m」にすべて記載してあります。必要な場合は参考にしてください。

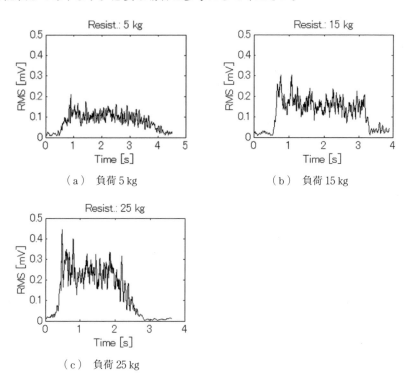

(a) 負荷5 kg
(b) 負荷15 kg
(c) 負荷25 kg

図6.10 ハンドグリップ掌握時の筋電図RMS波形（橈側手根屈筋・長掌筋群）

　図より，負荷量の増加に伴って筋活動が増大していることがわかります。各条件における筋活動を一つの数値として表すために，一定時間中のRMSの積分値をとり，IEMGを計算してみましょう。積分の時間区間は実験条件や研究目的により異なります。運動開始のトリガ信号などの情報があれば，トリガから数秒間，としてもよいでしょう。このデータでは被験者は自発的に運動を行っているため筋活動の立ち上がり時間が条件間で異なっています。ここでは，最大筋出力（RMSの最大値）が得られた時刻から1秒間の積分を行ってIEMGを算出する例を示します。各条件におけるRMS波形の情報は，サンプルデータの「RMS_data.mat」に保存されており，このデータを用いて解析を行います。生データからのRMS_dataの計算方法は「chapter6scripts.m」を参照してください。

```
1  >> load RMS_data           % RMS データの読み込み
2  >> Fs = 1000;               % サンプリング周波数〔Hz〕
3  >> for jj = 1:size(RMS_data,2)
```

94　　　6. 筋 電 図 の 解 析

```
 4        % IEMG 筋出力が最大になった時点から1秒間積分する
 5          [maxRMS, maxT] = max(RMS_data{2,jj});
 6          IEMG = sum(RMS_data{2,jj}(maxT:maxT + Fs - 1,1));
 7          RMS_data{3,jj} = IEMG;
 8        end
 9        >> figure(6); plot(Res,cell2mat(RMS_data(3,:)),'o');
10        >> axis([0,30,0,300]);
```

RMS データのセル配列「RMS_data.mat」を関数 load で開いて確認すると，**図 6.11**（a）のような構造をしています。セル配列は2章でも紹介しましたが，文字や数値などを混在させて一つの配列にまとめることができるため，図のように1行目に条件のラベル，2行目に RMS のデータというように解析したデータを入力して保存しておくと，条件ごとに別々のデータを開く必要がなく，その後の解析を効率的に進めることができます。プログラム中の MATLAB 関数はすでにこれまで取り扱ってきたものばかりですが，まず3行目からの for ループでは，データの個数分だけ IEMG の計算処理を繰り返します。5行目では，関数 max を用いて各条件の RMS 波形の最大値とその時刻インデックスを抽出します。セル配列の内容を取り出すときには，波括弧を用いて RMS_data{2,jj} のように指定します。6行目では関数 sum を用いて，RMS 波形が最大値となる時刻（maxT）から1秒間（＝データ点数で考えると Fs 個分）の RMS 値を加算した結果を変数 IEMG に代入します。セル配列の数値要素の一部分の指定は，RMS_data{2,jj}(maxT:maxT+Fs-1,1) のように波括弧の後に丸括弧でデータ内の位置を示すことで行うことができます。for ループの最後で，空白になっている3行目に計算した IEMG を入力しています（図（b））。

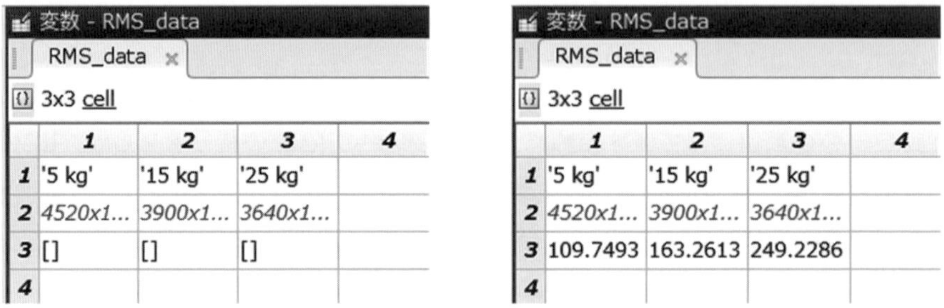

	1	2	3	4
1	'5 kg'	'15 kg'	'25 kg'	
2	4520x1...	3900x1...	3640x1...	
3	[]	[]	[]	
4				

（a）

	1	2	3	4
1	'5 kg'	'15 kg'	'25 kg'	
2	4520x1...	3900x1...	3640x1...	
3	109.7493	163.2613	249.2286	
4				

（b）

図 6.11　セル配列「RMS_data.mat」の構造

　プログラムの最後の2行では，負荷の増大に伴い筋活動量（IEMG）が増大していく様子を図示しています。関数 cell2mat は，セル配列をその要素のデータ型（この場合では数値データ）に変換します。セル配列の複数の要素にまたがるデータを一括して指定するときには，波括弧ではなく丸括弧を使って指定することに注意してください。また，IEMG は RMS をある時間間隔で積分した値であるため，単位は〔mV·s〕となります。

図 6.12 は上記のプログラムで描画した負荷量と IEMG の散布図に対し，線形回帰法によって線形近似を行った結果の近似直線を合わせて表示した結果です。線形回帰法による線形近似方程式の計算については 7 章で詳しく説明するため，ここでは結果のみ示します。

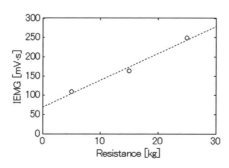

図 6.12　ある被験者の掌握運動における負荷量と IEMG の関係

MATLAB の実際のプログラムは「chapter6scripts.m」を参照してください。図より，測定した負荷の範囲では，負荷量と掌握動作に必要な筋活動がほぼ比例関係にあることがわかります。このように，筋電図の振幅情報を指標化された IEMG として示すことで，負荷量と筋活動の関係性をモデル化するといった発展的な解析も可能となります。

〔6〕 **%MVC による正規化**　〔5〕までで解析してきた筋電図のデータは，1 回の計測における 1 名の被験者の筋電図振幅情報となります。実際の研究では，多数の被験者の筋電図データから共通して得られる傾向を求めることや，同じ被験者を複数の測定に分けて何度か計測して，データの再現性を確認する場合があります。上述したように，筋電図の振幅は目的の筋と電極との位置関係によって変化するため，別々の測定で得られた RMS や IEMG の絶対値を被験者間や異なる測定間で比較するのは誤りです。これらの異なるデータ間の比較を行うために，一測定ごとに目的の筋活動のほかにその筋を最大収縮させたときの筋電図を測定し，その振幅値（MVC）で各筋活動量を除した正規化筋活動量である %MVC〔%〕を提示することが行われます。RMS などの筋活動の時間波形を %MVC = RMS/MVC × 100〔%〕として表す用途のほか，%MVC を一定時間積分して指標化した %IEMG = IEMG/MVC × 100〔%〕も用いられます。

MVC を計測する際には，実験で計測する目的の動作と同じ動作を最大負荷で行うことが理想です。また，最大筋力は長時間持続しづらいため，何回か間欠的に動作を行い，繰り返し計測された測定値の中の最大値を採用します。%MVC を計測する目的は筋活動の正規化であるため，高齢者など，最大筋力での運動を行うと身体を痛めるおそれがある場合には，100% の筋出力時の計測を行う代わりに，一定負荷量に対する振幅情報を記録しておき，これにより正規化を行っても構いません。ただしこの場合は被験者によって一定の負荷が全体

の何割の筋活動を動員しているかについての個人差が残るため，結果の解釈には注意が必要です。

〔7〕 **平均周波数，中央周波数の算出**　測定された筋電図をフーリエ変換によって周波数解析することにより，筋電図のパワースペクトルを得ることができます（パワースペクトルの定義については3.3節〔1〕を参照してください）。筋疲労により筋電図信号の周波数成分が高周波数帯から低周波数帯へと移動する「除波化」が生じることが知られており，持続運動等による筋疲労度の解析などに応用されています。ここでは，持続的な掌握運動の前後で計測されたサンプルデータの「Pre.csv」「Post.csv」に対してパワースペクトルを計算し，その周波数分布の変化を記述する指標となる平均周波数，中央周波数の計算を行ってみましょう。

図6.13は持続的なハンドグリップの掌握運動の疲労前（Pre.csv，図（a））と，同一の動作を被験者が疲労を感じるまで連続して行い，その後に再度筋電図を計測した疲労後（Post.csv，図（b））のRMS波形です。データの読み込みやRMS波形の描画方法については〔2〕，〔4〕と同様であるため，紙面では省略しました（対応するMATLABコードは「chapter6scripts.m」を参照してください）。RMS波形の振幅情報のみを観察すると，どちらの条件でも同じ負荷のハンドグリップの掌握を行っているため，それほど大きな違いはないように見えます。下記のMATLABプログラムを実行して，パワースペクトルの変化について確認してみましょう。

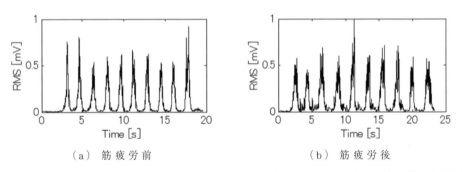

(a) 筋疲労前　　　　　　　　　(b) 筋疲労後

図6.13　筋疲労前と疲労後におけるハンドグリップ掌握時の筋電図RMS波形（橈側手根屈筋・長掌筋群）

```
1  >> filenames = {'Pre','Post'};
2  >> Fs = 1000;                        % サンプリング周波数〔Hz〕
3  >> for ii = 1:length(filenames)
4         emg = importdata([filenames{1,ii},'.csv']);
5         raw = emg.data(:,2)/5;  % Gain 5 000倍〔V〕を〔mV〕に変換
6         % FFT
7         rawfft = fft(raw);              % フーリエスペクトルの算出
8         pow_fftdata = abs(rawfft).^2/length(rawfft);
                                        % パワースペクトルへの変換と正規化
```

6.2 MATLABによる筋電図の信号処理

```
 9          freq = 0:Fs/(length(pow_fftdata)-1):Fs/2;    % 周波数解像度の設定
10          Pow = [pow_fftdata(1); 2*pow_fftdata(2:length(freq))];
                                                        % 正の周波数領域（片側スペクトル）の抽出
11          % パワースペクトルの描画
12          figure(7); subplot(1,2,ii); plot(freq,Pow);
13          xlabel('Frequency [Hz]'); ylabel('Power [mV^2]');
14          xlim([0,500]); ylim([0, 4.5]);
15          % 平均周波数の計算
16          meanf = freq*Pow/sum(Pow);
17          % 中央周波数の計算
18          Powcum = cumsum(Pow);
19          medf = freq(find(Powcum <= sum(Pow)/2,1,'last'));
20          % 平均周波数，中央周波数の表示
21          title(filenames{1,ii});
22          text(150,4,['Mean freq.=',num2str(meanf,'%2.1f'),' Hz']);
23          text(150,4,['Median freq. = ',num2str(medf,'%2.1f'),' Hz']);
24      end
```

ファイルの読み込み等は〔2〕，〔4〕までの方法と同様です．3行目からのforループで二つのファイルの処理を繰り返しています．7〜10行目で筋電図生データrawのfftによる周波数スペクトルの算出，パワースペクトルへの変換を行っています．9行目のfreqは周波数解像度のインデックスの定義です．

図6.14が筋疲労前後での筋電図のパワースペクトルを示したものです．50 Hz付近でスペクトルが減少しているのは，ノッチフィルタによる影響です．図から明らかですが，疲労後にはスペクトルパワーの大きい部分が80 Hz付近から50 Hz以降の部分へ移動し，除波化が生じていることがわかります．このスペクトルをそのまま結果として表示してもよいのですが，スペクトルのパワー分布の特徴を表す数値指標として，平均周波数（mean frequency, $\bar{f}$）と中央周波数（median frequency, f_{med}）がよく用いられます．

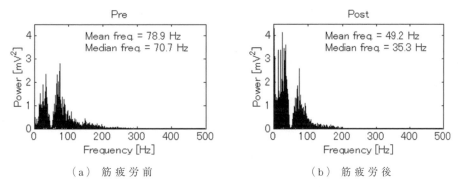

(a) 筋疲労前　　　　　　　　　　(b) 筋疲労後

図6.14 筋疲労前と疲労後におけるハンドグリップ掌握時の筋電図パワースペクトルの変化（橈側手根屈筋・長掌筋群）

98　　6. 筋 電 図 の 解 析

　平均周波数とは，スペクトルの対応する周波数 f とその周波数帯のパワー $P(f)$ の積和を，総パワー値で除した周波数（式 (6.3)）です[†]。

$$\overline{f} = \frac{\displaystyle\int_0^\infty f \cdot P(f) df}{\displaystyle\int_0^\infty P(f) df} \tag{6.3}$$

上記のプログラムでは 15，16 行目が平均周波数 meanf の計算に対応する部分です。周波数のインデックス freq が行ベクトル，パワースペクトル強度のベクトル Pow が列ベクトルであるため，行列の掛け算 freq*Pow を行うことで周波数とパワースペクトルの積和が計算できます。さらに，パワースペクトルの総和を sum(Pow) で求め，積和を除すことで平均周波数を計算しています。

　もう一つの指標である中央周波数は，その周波数でスペクトルを二つに分けたとき，分割されたスペクトル強度の和がちょうど同じになるような周波数を指しています（式 (6.4)）。図 6.14 で考えると，スペクトルの黒く示された部分の面積を 2 分割するような周波数が中央周波数ということになります。

$$\int_0^{f_{\text{med}}} P(f) df = \int_{f_{\text{med}}}^\infty P(f) df \tag{6.4}$$

プログラムでは 17 ～ 19 行目が中央周波数 medf の計算に対応する部分です。18 行目ではまずベクトルの累積和をとる MATLAB 関数 cumsum を用いて，パワースペクトル強度の列ベクトル Pow の 1 ～ n 行目までの累積和を第 n 行の要素に入力したベクトル Powcum を得ます。19 行目では関数 find を用いて，この Powcum の各要素のうち，パワースペクトルの総和の半分かそれを超えない最大のインデックスを選び，そのインデックスに対応する周波数を周波数インデックスベクトルの freq から検索して得ています。MATLAB のバージョンが 2015a 以上で，Signal Processing Toolbox を利用できる場合は，平均周波数を検出する MATLAB の組み込み関数 medfreq(x,Fs) も使用することが可能です。medfreq を使用するには，第 1 引数 x に Pow を，第 2 引数 Fs にサンプリング周波数を入力します。

　プログラムの 20 行目以降では，text 関数を用いて計算した平均周波数，中央周波数を図の中に表示させています。text(x,y,txt) のコマンドを用いることにより，描画中の図の座標 (x,y) の部分に，文字列 txt を表示させることができます。図 6.14 より，筋疲労によって平均周波数，中央周波数とも低下したことがわかります。平均周波数と中央周波

[†]　この説明でピンとこない学生さんは，近年大学での成績評価によく用いられている平均 GP（grade-point average：GPA）と同じ原理だと考えるとわかりやすいかもしれません。取得した単位の成績とその単位数を掛け合わせた総和（grade point：GP）を取得単位数の総和で除した平均成績が GPA です。成績に相当するのが周波数 f，単位数に相当するのがその周波数のパワースペクトル強度 $P(f)$ に相当します。

数は本質的には除波化を示す同じ意味合いの指標であるため，整流・平滑化の ARV・RMS の場合と同様，周波数の指標も，平均周波数あるいは中央周波数のどちらか1種類を報告することで十分です。

〔8〕 **より発展的な解析** 6.1 節の筋電図の原理で述べたように，筋線維は無数の a 運動ニューロンにより支配され，円滑な筋の運動を実現しています。ロボットと異なり，ヒトはさまざまな自由度の関節の動きや力の強弱を自在にコントロールすることができるという大きな特徴があります。脳がどのように無数の筋線維を制御しているか，筋電図を用いて調べることにより，より自由な動きを可能とする新しいロボットの動作原理や運動トレーニングの方法を構築しようという研究が進んでいます。その動きの中で近年研究が進んでいるのが「筋シナジー仮説」に基づく筋電図の解析です。筋シナジー仮説とは，脳が効率よくさまざまな運動を実現できるように，複数の筋を使う特定の動作が，あらかじめ決まった a 運動ニューロン群の指令で動かせるようにモジュール化されていて，脳はそのモジュール単位で指令を送ることにより，それらの動作を組み合わせたより複雑な運動も可能にしているという考え方です。この仮説にのっとると，例えば歩くときと走るときには同じような脚の筋群を使いますが，じつは歩行動作を担当する神経－筋群のモジュールと，走行動作を担当するモジュールが別々に存在していて，脳はいちいち「筋 A にこのぐらいの力，筋 B にあのぐらいの力…」と細かく指令をする代わりに，「走行モジュールを○％の速度で作動せよ」というような大まかな指令を与えるだけで筋群が勝手に動くようになっていると考えることができます。一つの運動をモジュール化しておくことで，「歩行からスピードを上げてだんだん走行動作になる」というようなさらに複雑な筋活動の制御も容易に行えるのではないかと考えられています。実際に複数の筋から計測された表面筋電図の RMS 波形から，非負値行列因子分解などの信号処理手法を用いて特定の運動における複数の筋の共通活動成分を抽出すると，この筋シナジー仮説によく対応する筋活動因子を見つけることができ，さらに筋活動と同時に脊髄の運動ニューロンの活動電位を侵襲的に計測する動物実験などにより，筋シナジー仮説の妥当性が証明されつつあります。表面筋電図を計測して特定動作に対する筋シナジーの働きや訓練による変化を調べることにより，新しい運動動作に対する運動学習効果の定量化や，歩行障害のある患者において歩行を障害している神経要因を診断するなどの医科学的な応用につながることが期待されています。

100   6. 筋 電 図 の 解 析

6章で学習した **MATLAB** コマンド一覧

`importdata(file name)`	ファイル filename を MATLAB ワークスペース内に読み込む。mat ファイル，テキストファイル，エクセルなどのスプレッドシート，画像・音声ファイルを読み込むことができる。生体信号などのヘッダ情報を含むテキストデータの場合，自動的にヘッダのテキスト部分，数値データ部分，数値データのヘッダ部分などにデータの内容を分類した構造体を返す。
`filtfilt(b,a,x)`	入力データ x に対し，分子が b，分母が a の多項式係数で与えられる伝達関数のディジタルフィルタを順方向と時間を反転させた逆方向から適用して，フィルタ処理の時間遅れが 0（ゼロ位相）となるディジタルフィルタ応答を返す。データ x はフィルタ長の 3 倍以上の長さを持つ必要がある。
`fir1(n,Wn)`	フィルタ長（次数）n の FIR ローパスフィルタを作成する。遮断周波数は正規化周波数 $0 \leq$ Wn ≤ 1 の範囲で与え，1 がナイキスト周波数に対応する。ハイパスフィルタを作成する場合は `fir1(n,Wn,'high')` のようにオプションを追加する。バンドパスフィルタの場合は Wn に通過周波数帯域のベクトルを Wn=`[0.1,0.3]` のように指定する。バンドストップフィルタの場合は `fir1(n,Wn,'stop')` と `'stop'` オプションを指定し，Wn には遮断周波数帯域のベクトルを指定する。
`freqz(b,a)`	分子が b，分母が a の多項式係数で与えられる伝達関数のディジタルフィルタに対して，その周波数応答をプロットする。
`mod(a,b)`	a を b で除した余り値を返す。
`rms(x)`	ベクトル x の 2 乗平均平方根値を返す。x が行列のときは大きさが 1 ではない最初の次元に沿って RMS を計算する。RMS 処理を行う次元 d を指定する場合は `rms(x,d)` のように入力する。
`cell2mat(c)`	セル配列 c を，c の要素のデータ型の配列に変換する。c はすべて同じデータ型（数値や文字列など）である必要がある。
`cumsum(a)`	ベクトル a の要素の先頭からの累積和を返す。a が多次元配列の場合は，最初の大きさが 1 ではない次元に沿って累積和を計算する。
`text(x,y,txt)`	現在描画中の図の (x,y) の座標点に，txt で指定したテキストを追加する。

7章 fNIRS データの解析

　機能的近赤外分光法（functional near-infrared spectroscopy：fNIRS）は，近赤外光を利用した脳活動の計測手法です。2～4章で取り上げた脳波との違いは，脳波が脳内ニューロンの電気的活動によって発生する電気信号が頭表上につくる電場を直接計測する方法であるのに対して，fNIRS はニューロンの興奮に伴って活動部位の周辺組織に副次的に生じる血流動態変化を計測する方法であるということです（詳しくは 7.1 節〔1〕を参照）。近赤外分光法（NIRS）は脳組織だけでなく筋組織などの血流動態変化の計測にも用いられるため，NIRS を用いて脳活動を計測する場合には NIRS の前に機能的（functional）の f を付けて「fNIRS」と記述します。

　fNIRS は光プローブが頭部と密着していれば立位や少しの体動（トレッドミル歩行など）条件下でも脳活動を計測できるという利点があり，乳児や高齢者の計測，複数の被験者の対面状態でのコミュニケーション実験など，より自然な環境下での脳機能計測が可能であるという利点があります。一方で計測範囲が大脳皮質の表面のみに限られ，測定データが 7.1 節〔1〕に述べる全身血流変化の影響を受けやすいという欠点があるため，実験の目的に照らして脳波や fMRI などのほかの脳機能計測手法と使い分けることが重要です。fNIRS 信号の強度を頭表上のトポグラフィマップとして表示することもできるため，fNIRS は光トポグラフィとも呼ばれることがあります。

　fNIRS が脳神経科学や医工学へ応用されるようになったのは 1993 年頃からであり，fNIRS データの解析方法や計測されたデータの評価方法については，まだ標準的な方法が定まっていないのが現状です。ここでは近年の fNIRS 研究で用いられてきたデータの計測，解析方法について 7.1 節にまとめ，MATLAB による fNIRS データの解析については 7.2 節で説明します[†]。

7.1 fNIRS の原理と計測方法

　〔1〕 **fNIRS の原理**[21]　　fNIRS では頭表に一対の光プローブを取り付け，送光プローブから人体に無害な近赤外光を照射し，頭部を拡散し，一部吸収されて頭表上に戻った光子を受光プローブによって計測します（**図 7.1**）。プローブは光ファイバあるいは LED で構成されています。頭部表面に照射された光は，皮膚や皮下組織，頭蓋骨，脳脊髄液などを拡散

[†] サンプルデータは本書の書籍詳細ページからダウンロードできます。
www.coronasha.co.jp/np/isbn/9784339072457/

7. fNIRSデータの解析

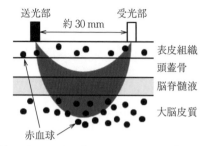

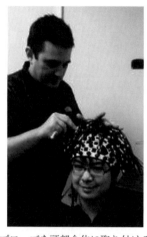

一対のプローブを頭表に配置した場合，受光プローブはプローブ間距離の1/3〜半分程度の深さの組織を通過した近赤外光をおもに計測していると考えられている。そのため，成人のfNIRS計測では頭表より約1cm下にある大脳皮質の表面を計測する目的で，30mm間隔で送光プローブと受光プローブを配置することが多い。光路（濃い灰色部分）中に存在する赤血球により光が吸収される。

多数の光プローブを頭部全体に取り付けることで脳表面全体のイメージングを行うことができる。

（a）頭部内の光伝播の模式図　　　　　　　（b）fNIRSプローブの装着の様子

図7.1　fNIRSの原理

しながら通過して，大脳皮質の表面組織に存在する血液の赤血球に含まれる酸素化ヘモグロビン（oxyhemoglobin, Oxy-Hb, HbOやHbO2と記される）と脱酸素化ヘモグロビン（deoxyhemoglobin, deOxy-HbやHHb, Hbと記される）による吸収と拡散を受けます。酸素化ヘモグロビンとは細胞に与えるための酸素を結合した状態のヘモグロビン，脱酸素化ヘモグロビンは細胞に保持していた酸素をすでに与えた後の，酸素を結合していない状態のヘモグロビンです。ニューロンが活動するには酸素とグルコースが必要であるため，ある部位でニューロンの活動が生じると，そのニューロンに血液を介して酸素とグルコースを供給している毛細血管の循環状態が変化し，定常状態よりも多くの血液が流れ込むようになります（**図7.2**）。このとき，ニューロンや周囲のグリア細胞が消費するよりも多くの動脈血が分配されるため，脳活動が生じた部位では酸素化ヘモグロビンの濃度が上昇し，脱酸素化ヘモグロビンの濃度が低下します（図（b））。酸素化ヘモグロビンと脱酸素化ヘモグロビンでは近赤外光の吸光度が異なるため，光が当たっている部分の組織で脳活動が生じると受光部に戻る光の強度が変化し，そのことが脳活動の指標となるのです。一般的な連続光fNIRSでは，一定強度の近赤外光を脳表面の特定の部位に照射して，酸素化・脱酸素化ヘモグロビンによる近赤外光の吸収を連続的に計測し，受光される近赤外光の強度変化から酸素化・脱酸素化ヘモグロビン濃度の相対変化を計測します。近赤外光は骨や水分などにはほとんど吸収を受けず，血液中のヘモグロビンによりおもに吸収されるため，頭表に戻る近赤外光強度の変化は光路（光が進んだ組織中の経路）中に存在する血液動態の変化を反映したものと考えることができます。図7.1に示す光路の模式図から，一対の送光・受光プローブの中心部が

7.1 fNIRSの原理と計測方法

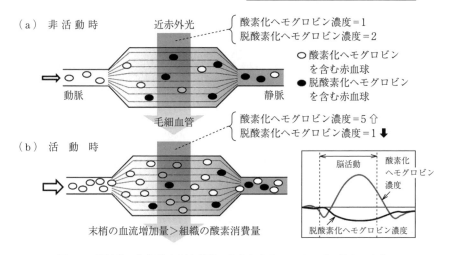

図7.2 脳活動に伴う微小血流動態の変化と血中ヘモグロビン濃度の変化

脳活動の測定位置（チャンネル）となることがわかります。

また図7.1からわかる通り，頭表から近赤外光を入射する関係上，測定されるヘモグロビン濃度は，大脳皮質の組織血流だけではなく，大脳皮質とプローブの間に存在する皮膚や筋肉からの組織血流の影響を受けて測定値が変化します。認知課題や運動課題のように，実験タスクに沿って全身の血流動態が変化する（心拍数，血圧の増加による循環血液量自体の増加を伴う）実験では，脳の局所活動によるヘモグロビン濃度の変化（neuronal component）と，全身の血流変化によるヘモグロビン濃度の変化（systemic component）が混在した信号を計測することになり，計測されたfNIRS信号の解釈を難しくすることがあります。この全身血流の問題を解決する方法として，①数mm～1cm程度の短いプローブ間距離のfNIRSを同時計測して全身血流変化を反映する表皮組織のみの血流動態を計測し，信号処理によって全身血流の成分を除去する方法や，②全身血流変化と局所血流変化の空間分布の違い（全身血流は頭表のどのチャンネルでも同様の時間波形パターンを示すが，脳活動による局所血流変化は狭い範囲のチャンネルにのみ変化が現れる）を利用して全身血流成分を除去する方法，③条件間で全身血流変化が等しいと見なせる場合，異なる条件間でのfNIRS信号の差分波形を用いて解析することで全身血流成分をキャンセルアウトする方法，などが提案されています。また，非常に大きな全身血流変化が生じると，一定の光路内に存在する総血液量の変化により，酸素化ヘモグロビンと脱酸素化ヘモグロビン濃度の両者が一様に増加したり減少したりする波形が得られることがあります（**図7.3**）。これは図7.2に示した脳活動による血流変化（酸素化ヘモグロビン濃度と脱酸素化ヘモグロビン濃度が拮抗する時間波形となる）とは時間変化のパターンがまったく異なり，脳活動よりも全身血流による影響を強く受けていることを示しています。こうしたデータを脳活動の指標として解析に用いる

104   7. fNIRSデータの解析

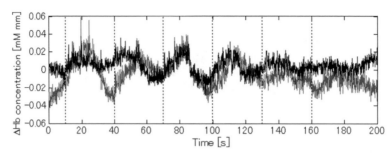

灰色：酸素化ヘモグロビン，黒色：脱酸素化ヘモグロビン
指タッピング課題時における，左上側頭回上に設置したチャンネルからの記録例。灰色は酸素化ヘモグロビン，黒色は脱酸素化ヘモグロビンの濃度変化を示す。縦の黒線は指タッピング課題を開始した時刻（持続時間は15秒）を示す。酸素化ヘモグロビン濃度変化のデータのみを見ると，課題の遂行に伴って信号が増大して，一見脳活動のように見える波形パターンが得られているが，脱酸素化ヘモグロビン濃度変化も同様に変化しており，図7.2（b）右に示した脳神経性の血流信号の特性を有していないことがわかる。脳神経性の血流信号をよく反映している例（後述の図7.8）とも比較してみるとよい。

図7.3　全身血流変化を示すfNIRS波形の例

ことは避けた方がよく，もし解析に使用しなければならない場合は，上述した全身血流の影響を除去するような信号処理を十分に行って，図7.2に示したような酸素化・脱酸素化ヘモグロビン濃度変化が拮抗するような脳神経性の血流変化パターンが得られたことを確認してから解析を行う必要があります。計測されたデータについて酸素化ヘモグロビン濃度と脱酸素化ヘモグロビン濃度の両者の時間波形を確認し，目的とする脳神経性の血流信号が得られているかを確認することが重要です。

〔2〕**fNIRSの計測方法**　被験者は頭部を清潔にし，前額部など必要があればアルコール綿で汚れや化粧を落としておきます。光プローブの形状はfNIRS装置により異なりますが，最も一般的なものは光ファイバや先端にLEDが装着された長い紐状のプローブです（図7.1（b））。プローブを頭表に垂直に装着するための円筒状のパーツが付いた専用のキャップを装着し，事前に設定したチャンネルレイアウト（送光プローブと受光プローブの配列。多くのチャンネル数を得るために送光プローブと受光プローブを格子状に配置することが多い）に沿ってプローブを装着します。プローブが頭皮と密着するように，耳かきや小型のシリコンスパチュラなどを使用して髪の毛をかき分け，一つずつプローブを装着します。特に黒い頭髪の色素は毛根部分も近赤外光を吸収するため，髪の毛を丁寧にかき分けても良好なfNIRSの信号を得られない場合もあります。全頭型のfNIRS装置ではキャリブレーション機能が備わっており，計測の前にあらかじめ指定した送光プローブからの近赤外光が受光プローブで検出されるように近赤外光の強度を調節します。キャリブレーション機能のないfNIRS装置の場合は，あらかじめ測定する脳部位の活動が予想できる課題を用いて予備計測

を行い，得られる酸素化・脱酸素化ヘモグロビン濃度変化波形が安静時と課題時に十分なS/Nで変化しているかどうかを確認します。例えば視覚野の計測であればチェッカーボード刺激，運動野の計測であれば指タッピング課題などです。頭蓋骨の厚さや髪型（短くて硬い髪の毛，パーマをかけた髪の毛はプローブを押し上げてしまう場合がある）によって，照射された近赤外光が検出プローブに届かない場合があるため，可能な限り予備実験を行って，被験者が fNIRS 計測に適しているか事前に確認することをすすめます。

　fNIRS は fMRI と同じ脳の血流動態の計測であるため，脳波のような ms 単位の信号ではなく，実際の脳活動から5秒程度遅れて立ち上がり，数～数十秒間持続するような反応が得られます（図7.2）。実験デザインは fMRI で用いられるブロックデザインが多用されます。ブロックデザインとは，5～30秒程度の間隔でタスク（課題の実行）とレスト（休止）を6回程度繰り返す実験の方法です。例えば指タッピング課題であれば，タッピング15秒と休止15秒を6回ずつ繰り返すことを1回の測定で行います。複数回の繰り返しを行ったデータに対して加算平均処理（7.2節〔4〕）や一般化線形モデルを用いたβ値の検出（7.2節〔6〕）を行うことで，タスクに依存する脳活動を抽出します。プローブを長時間装着すると頭部に痛みを感じる被験者もいるので，全体の実験時間は30分以内とし，その範囲の中でできる限り繰り返し測定を行います。データのサンプリング時間は装置により違いがありますが，2～100 Hz が一般的です。ただし計測している信号の周波数帯は 0.1 Hz 以下の信号となるため，それほど高いサンプリングレートは必要ありません。

　fNIRS は歩行や手を使う作業など，多少の体動があっても計測可能ですが，頭部の動きは最小限にとどめるようにします。例えば頭部を傾けると重力によって血液の移動が生じ，fNIRS の信号が変化します。また歯をくいしばったり顔をしかめたりすると，顎を動かすための側頭筋や表情筋が動き，プローブを物理的に動かしてしまうほか（耳の上前方に手を当てて噛み締めを行うと筋の動きを感じることができます），これらの筋への血流が変化して fNIRS の測定値に影響します。いずれの測定値の変化も脳神経性の信号ではないノイズとなります。

〔3〕 **酸素化・脱酸素化ヘモグロビン濃度変化の算出**　　頭部を通過して計測された近赤外光の強度は，光拡散物質中の光強度のふるまいを示す modified Lambert-Beer law（拡張ランバート・ビア則，拡張ビア・ランバート則とも呼ばれる。以下 MLB 則と省略）[22]により，光路中組織の酸素化・脱酸素化ヘモグロビン濃度に変換されます。図7.1に示すような一対の光プローブを用いて，連続光による生体への光入射と検出を行うとき（連続光 fNIRS），入射光強度I_{in}と検出光強度I_{out}との間には以下に示す MLB 則が成り立ちます。

$$-\log_{10}\left(\frac{I_{out}}{I_{in}}\right) = \varepsilon cd + s \tag{7.1}$$

106　7. fNIRS データの解析

ここで，ε は入射光の波長によって決まる組織の吸光係数，c は組織中の光吸収物質（生体の場合はヘモグロビン）の濃度，d は入射光が組織中を拡散しながら進んだ平均光路長，s は組織内における光子の散乱による光量の減衰を示します。光子の散乱状況は不変のままで，光吸収物質の濃度が c から $c + \Delta c$ に変化し，検出光強度 I_{out} が $I_{out} + \Delta I_{out}$ に変化したとすると，MLB 則から式 (7.1) と同様に式 (7.2) が成り立ちます。

$$-\log_{10}\left(\frac{I_{out} + \Delta I_{out}}{I_{in}}\right) = \varepsilon(c + \Delta c)d + s \tag{7.2}$$

式 (7.2) から式 (7.1) を差し引くと，式 (7.3) の関係が得られます。

$$\Delta A = -\log_{10}\left(\frac{I_{out} + \Delta I_{out}}{I_{out}}\right) = \varepsilon \Delta c d \tag{7.3}$$

ここで ΔA は検出光強度の変化量を表します。fNIRS においては，光の吸収物質は酸素化ヘモグロビンと脱酸素化ヘモグロビンであり，それぞれ特定の波長 λ の光に対する吸光係数 $\varepsilon_{oxy}(\lambda)$，$\varepsilon_{deoxy}(\lambda)$ を持ち，これらの両者が計測される光の吸収に影響します。このため，波長 λ の近赤外光に対する検出光強度変化量 $\Delta A(\lambda)$ は以下の式 (7.4) のように表されます。

$$\Delta A(\lambda) = \left(\varepsilon_{oxy}(\lambda)\Delta c_{oxy} + \varepsilon_{deoxy}(\lambda)\Delta c_{deoxy}\right)d \tag{7.4}$$

$\varepsilon_{oxy}(\lambda)$，$\varepsilon_{deoxy}(\lambda)$ はあらかじめ測定されている定数を用いるため，検出光のデータから fNIRS で測定したい酸素化ヘモグロビン濃度変化量 Δc_{oxy} と脱酸素化ヘモグロビン濃度変化量 Δc_{deoxy} の二つの変数を求めるためには，少なくとも 2 種類の波長で式 (7.4) の関係を求めて連立方程式

$$\begin{pmatrix} \Delta A(\lambda_1) \\ \Delta A(\lambda_2) \end{pmatrix} = \begin{pmatrix} \varepsilon_{oxy}(\lambda_1) & \varepsilon_{deoxy}(\lambda_1) \\ \varepsilon_{oxy}(\lambda_2) & \varepsilon_{deoxy}(\lambda_2) \end{pmatrix} \begin{pmatrix} \Delta c_{oxy} \\ \Delta c_{deoxy} \end{pmatrix} d \tag{7.5}$$

を解けばよいことがわかります。式 (7.5) を $A = E\Delta Cd$ とおくとき，E の逆行列（3 波長以上の計測の場合は一般化逆行列）E^{-1} を左から掛けることによって，ヘモグロビン濃度と平均光路長の積 $\Delta Cd = E^{-1}A$ を求めることができます。ここで，平均光路長 d は組織構造の違いにより個人ごと，チャンネルごとに異なるため，連続光 fNIRS では ΔCd（〔mM・cm〕，〔mM・mm〕：M はモル濃度）を測定値として出力しているものがほとんどです。また式 (7.5) より，fNIRS で測定されるヘモグロビン量は前の測定点からの変化量 ΔC であり，計測された値がヘモグロビン濃度の絶対値ではないことにも注意が必要です。

　市販されている fNIRS 装置では，光強度からのヘモグロビン濃度の換算は自動で行われることがほとんどです。ヘモグロビン濃度の測定においては，上記で説明した連続光 fNIRS のほかに，一つの送光プローブに対しほか二つの受光プローブを用いて計測する空間分解型 fNIRS，連続光の代わりにパルス光を入射することで光路長を求め，ヘモグロビンの絶対濃

度を測定する時間分解型 fNIRS などの計測方法があります[23]。装置が用いる測定方法により，出力されるヘモグロビン濃度の単位やその物理的意味が異なるため，実験を行う際にはどのような物理量を計算しているか確認しておくとよいでしょう。

〔4〕 **fNIRS の信号処理の種類**　酸素化・脱酸素化ヘモグロビン濃度変化のデータの解析方法として，①正規化加算平均波形による解析，②一般化線形モデルによる解析，の2種類があります。①は4章で取り上げた脳波の加算平均処理とほぼ同様ですが，fNIRS データの処理における注意点としてデータの正規化を行う点が挙げられます。〔3〕で見たように，fNIRS の計測値は測定開始時からの相対的な濃度変化量であるため，その絶対値の比較には意味がありません。そのため加算平均波形を作成して，レスト（安静）時からタスク（課題）時の変化量を，レストからの相対的な脳活動変化として評価します。また，被験者間の頭部形状の違いや，同一被験者であってもプローブを取り付けた部位によって各チャンネル間の光路長が異なり，同一の濃度変化があったとしても測定値が光路長により変化します（式 (7.4)）。したがって，レストとタスクの間の濃度変化量を，チャンネル間，被験者間で単純に比較することができません。各チャンネルの濃度変化データに対して，レスト時（レスト全体あるいは課題開始直前数秒間）のデータ値の標準偏差を求め，加算平均した波形データの値をレスト時の標準偏差で除することによって正規化された加算平均波形を求め，「タスク直前のヘモグロビン濃度に対して課題時に何倍の濃度変化が生じたか」という濃度の相対変化のデータに換算することではじめてチャンネル間，被験者間の数値の比較を行うことができます。正規化加算平均波形を用いた解析の指標として，課題中の正規化ヘモグロビン濃度の最大値や平均値，一定時間内の積分値（area under the curve：AUC）が用いられます。MATLAB を用いた正規化加算平均波形の算出については 7.2 節〔3〕～〔5〕で，正規化加算平均波形を用いた脳活動の指標化については 7.2 節〔6〕で紹介します。

　もう一つの解析方法である②の一般化線形モデル（generalized linear model：GLM）による解析は，元々 fMRI の BOLD 信号を解析するために提案された手法です。各チャンネルのヘモグロビン濃度の時間波形 $y(t)$ を，タスクに沿って活動する理想的な脳活動のモデル波形 $x(t)$ で線形近似し，$x(t)$ の係数 β をタスクに依存した脳活動強度の指標として用いるものです（**図7.4**）。あらかじめ被験者ごとに各チャンネルの β 値を計測しておき，チャンネルごとに1標本 t 検定あるいは複数の条件間における2標本 t 検定，分散分析などを行って，全被験者に共通して活動の現れるチャンネルや条件により異なる挙動を示すチャンネルを同定します。MATLAB を用いた fNIRS データの GLM 解析については 7.2 節〔7〕で説明します。頭部に多数配置したプローブ位置を 3D ディジタイザ等で記録できる場合には，各チャンネルで得られた β 値を補間して脳活動マップを作成することも行われます（ディジタイズや脳活動マップの作成例については 7.2 節〔8〕を参照）。

一般化線形モデル（generalized linear model：GLM）
計測されたデータから，モデルに沿って変化する成分を抽出する手法。
データの時系列に対して以下の線形近似を行う。

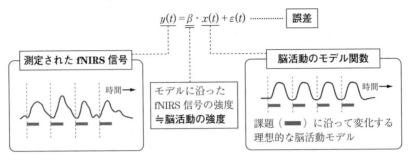

課題に沿った活動が得られる部位1では…β値が大きくなる。

$$y_1(t) = \beta_1 \cdot x(t) + \varepsilon_1(t)$$

課題に沿った活動が得られない部位2では…β値が小さくなる。

$$y_2(t) = \beta_2 \cdot x(t) + \varepsilon_2(t)$$

各チャンネルで得られる β 値が課題に対する脳活動の指標となる。

図7.4　GLM の概念図

7.2　MATLAB による fNIRS データの信号処理

〔1〕**fNIRS のデータサンプルについて**　　fNIRS のサンプルデータの計測条件を**表7.1**に示します。サンプルデータは，fNIRS 装置のバイナリデータを csv ファイルに変換したも

表7.1　サンプル fNIRS データ「fingertap.csv」の詳細

NIRS 装置	島津製作所製 LABNIRS（連続光 NIRS 計測装置）
チャンネル数	134 チャンネル（図7.5）：標準脳座標上における各チャンネルの脳部位の解剖学的情報は「MNIcoord.csv」に示した。「ChPos_ftap.xyz」も同一内容の座標ファイルであるが，これは7.2節〔6〕で頭表マップを描画する際に使用する。
サンプリング（標本化）周波数	8.13 Hz
フィルタ	なし
被験者	健常成人（20歳女性，右利き）
課題	右手の指タッピング（0.75秒おきに画面に表示される数字に対応する指（人差し指〜小指）と親指を付ける）
タスクデザイン	課題15秒・レスト（休止）15秒を6回繰り返す。

7.2 MATLAB による fNIRS データの信号処理　　109

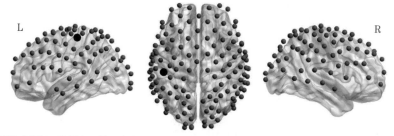

左体性感覚野に位置する黒い大きなドットが本節で解析する Ch67 の位置である。
BrainNet Viewer（http://www.nitrc.org/projects/bnv/（2018 年 3 月現在））を使用して図示した。

図 7.5　サンプル fNIRS データ「fingertap.csv」のチャンネル位置

のです。右手で指タッピングを行っているため，左の運動野，運動前野，体性感覚野にタッピングに関連した脳活動が現れることが期待できます。本節では，左側の一次体性感覚野であるチャンネル 67（Ch67，図 7.5 の黒丸印）のデータに着目して解析を行っていきます。

〔2〕 **fNIRS データの図示**　　csv ファイル「fingertap.csv」をエクセルなどで開き，データの構造を確認してみましょう。図 7.6 に表すように，はじめの 3 列が time, flag, mark となっており，それぞれ時刻データ，トリガデータ（指タッピングを行ったタイミングの記録），実験中に実験者が入力したマークのデータが記述されています。今回は 1 列目の時刻のデータと 2 列目のトリガデータを使用します。4 列目以降は各チャンネルのヘモグロビン濃度変化のデータが記述されています。各チャンネルについて，酸素化ヘモグロビン濃度，脱酸素化ヘモグロビン濃度，総ヘモグロビン濃度（酸素化・脱酸素化ヘモグロビン濃度の総和）のデータが示されています。時刻 0 のときのデータ値がどのチャンネルでも 0 であることからもわかるように，連続光 fNIRS では計測を開始した時点からの相対的なヘモグロビン濃度変化量を計測しています。したがって計測された絶対値ではなく，安静時に対する課題時

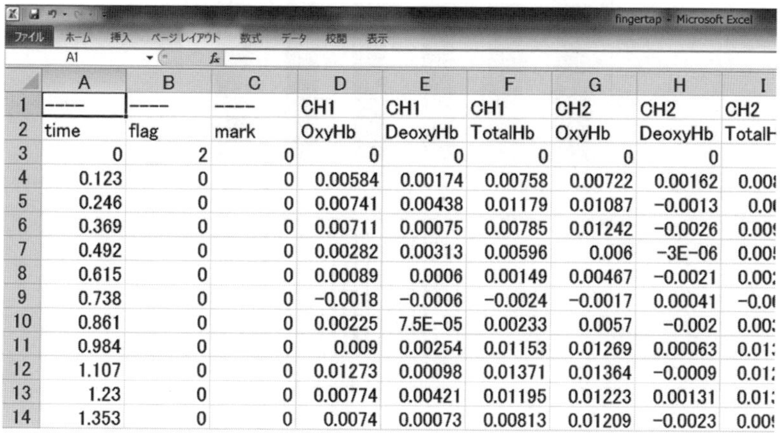

	A	B	C	D	E	F	G	H	I
1	----	----	----	CH1	CH1	CH1	CH2	CH2	CH2
2	time	flag	mark	OxyHb	DeoxyHb	TotalHb	OxyHb	DeoxyHb	TotalH
3	0	2	0	0	0	0	0	0	0
4	0.123	0	0	0.00584	0.00174	0.00758	0.00722	0.00162	0.00
5	0.246	0	0	0.00741	0.00438	0.01179	0.01087	-0.0013	0.0
6	0.369	0	0	0.00711	0.00075	0.00785	0.01242	-0.0026	0.00
7	0.492	0	0	0.00282	0.00313	0.00596	0.006	-3E-06	0.00
8	0.615	0	0	0.00089	0.0006	0.00149	0.00467	-0.0021	0.00
9	0.738	0	0	-0.0018	-0.0006	-0.0024	-0.0017	0.00041	-0.0
10	0.861	0	0	0.00225	7.5E-05	0.00233	0.0057	-0.002	0.00
11	0.984	0	0	0.009	0.00254	0.01153	0.01269	0.00063	0.01
12	1.107	0	0	0.01273	0.00098	0.01371	0.01364	-0.0009	0.01
13	1.23	0	0	0.00774	0.00421	0.01195	0.01223	0.00131	0.01
14	1.353	0	0	0.0074	0.00073	0.00813	0.01209	-0.0023	0.00

図 7.6　サンプル fNIRS データ「fingertap.csv」の内容

の相対的な変化を解析する必要があるのです。

このデータを 6 章と同様に importdata を利用して読み込み，データ内に記録されているトリガとともにデータを描画してみましょう．まず，下記のコードを入力してデータに含まれるトリガ信号を確認します．なお，本章で使用する MATLAB コードは「chapter7scripts.m」にすべて記載してありますので，必要に応じて利用してください．

```
1  >> fnirs = importdata('fingertap.csv'); % csv データの読み込み
2  >> raw = fnirs.data;
3  % 時刻インデックスとトリガ信号の読み込み
4  >> tind = raw(:,1);
5  >> figure(1); plot(tind,raw(:,2));
6  >> xlabel('Time [s]');
7  >> tmp = find(raw(:,2) > 100);           % トリガ時刻の抽出
8  >> trig = tmp(1:20:120);                 % 各試行の最初の時刻インデックスを抽出
```

1 行目の importdata でデータを読み込み，ヘッダ以外の数値データ (fnirs.data) を変数 raw として読み込みます．時刻インデックスを変数 tind として読み込み，データの 2 列目に含まれているトリガ信号を plot 関数により図示しました．図 7.7 に示すように，1 回の指タッピングごとにトリガ信号が記録されています．7.1 節〔2〕でも述べたように，fNIRS の血流信号は脳波や筋電図などの電気生理学的信号と異なり，実際のニューロンの活動から 5 秒ほど遅れてゆっくりと現れ，数～数十秒持続する反応となるため（図 7.2），fNIRS の実験では同じ刺激を 5～30 秒程度持続的に与えて，時間的に重なり合った血流信号を一つのブロックとしてとらえるブロックデザインが用いられます．したがって今回の解析では 20 回連続して与えている各ブロックのトリガ信号から，最初の一つ目のトリガのみを抽出してトリガ時刻とします．トリガの抽出では関数 find を利用して，振幅が 100 より

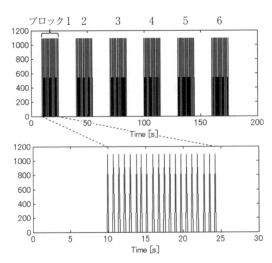

図 7.7　指タッピングデータ「fingertap.csv」に含まれるトリガ信号

大きな点のみを検出してから（変数 tmp），20 個おきにトリガのインデックスを抽出することでブロックの最初のインデックスを得ています（変数 trig）。

つぎに，Ch67 の酸素化・脱酸素化ヘモグロビン信号を図示し，トリガ時刻とともに描画してみます。

```
1   % Ch67 の酸素化・脱酸素化ヘモグロビン信号の図示
2   >> Ch = 67;
3   >> data = raw(:,3*Ch + [1:2]);
4   >> figure(2);
5   >> plot(tind,data(:,1),'r'); hold on;   % 酸素化ヘモグロビン濃度変化
6   >> plot(tind,data(:,2),'b')             % 脱酸素化ヘモグロビン濃度変化
7   >> yl = ylim;
8   >> for jj = 1:length(trig)              % トリガ時刻の図示
9         plot(tind(trig(jj))*[1 1],yl,'k:');
10     end
11  >> xlabel('Time [s]'); ylabel('¥DeltaHb concentration [mM mm]'); hold off;
```

実行すると，**図 7.8** に示す時間波形が得られます。紙面では白黒ですが，fNIRS の研究では，酸素化ヘモグロビンを赤色，脱酸素化ヘモグロビンを青色で図示することが多いので，プログラムでは通例にならって図示を行いました。まず注目するチャンネル（Ch67）の酸素化・脱酸素化ヘモグロビン濃度のデータを生データ raw から抜き出して変数 data とします。そして各列をプロットしてから，トリガ信号の数だけ対応する時刻に縦の点線を描画しています。

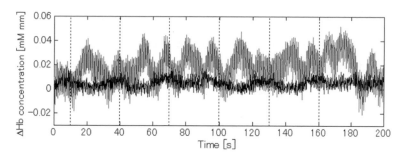

灰色：酸素化ヘモグロビン濃度変化，黒色：脱酸素化ヘモグロビン濃度変化
図 7.8 指タッピング中の対側一次体性感覚野（Ch67）における fNIRS 信号

図 7.8 から，指タッピングの開始に伴って酸素化ヘモグロビン濃度が増加し，脱酸素化ヘモグロビン濃度が減少する脳活動のパターンが得られていることがわかります。また，データをよく観察すると，酸素化・脱酸素化ヘモグロビン濃度のデータとも，わずかですが時間経過に従ってゆっくりと値が増加していく傾向が見られます。これはドリフト現象と呼ばれ，fNIRS データでは頻繁に見られる現象です。安静状態から課題を繰り返すことにより，脳への血流量が漸増していく様子を反映していると考えられています。また，データの時間

軸を拡大してみると，酸素化ヘモグロビン信号と脱酸素化ヘモグロビン信号が同期して1Hz弱の周期でゆらいでいることがわかります（**図7.9**）。これは心臓の鼓動によって押し出された血流による計測値の振動であり，心拍のノイズと見なすことができます。fNIRSにおいて脳活動によってもたらされるデータは，ブロックデザインに沿った血流動態の変動であるため，今回の場合では一つのブロックの長さである15秒の周期（約0.07 Hz）で変動する血流応答を信号成分と考えます。つぎの〔3〕では，fNIRS信号に含まれるドリフトをハイパスフィルタで，心拍の高周波数成分の除去を移動平均による平滑化により行って，加算平均処理に適したデータへと処理を行います。

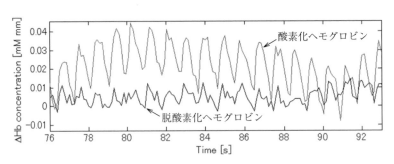

図7.9 心拍による fNIRS 信号のゆらぎ（図7.8の拡大図）

〔3〕 **ドリフト除去と平滑化**　　fNIRS データに含まれるドリフトを除去するために，ハイパスフィルタを使用します。まずデータのサンプリング周波数 Fs を得るために，時刻データ中の2番目の値の逆数を計算しています。筋電図データの解析（6.2節〔3〕）で行った例と同様に，FIR フィルタの数列 b1 を定義し，位相ゼロフィルタ処理を行う関数 filtfilt によりフィルタ処理を行います。ハイパスフィルタの遮断周波数は 0.01 Hz，次数は 500 次としました。遮断周波数が非常に小さいため，十分な振幅の減衰を得るためにフィルタの次数を高くしています（次数と振幅成分の減衰との関係について興味があれば，異なる次数でフィルタを作成して freqz 関数（6.2節〔3〕参照）により振幅応答を調べてみるとよいでしょう）。ハイパスフィルタ処理を行った fNIRS 波形をこれまでの例と同じように図示すると，**図7.10** に示す fNIRS 波形が得られます。

```
1   >> Fs = 1/raw(2,1);                           % サンプリング周波数の定義
2   % ハイパスフィルタによるディトレンディング
3   >> b1 = fir1(500,0.01/(Fs/2),'high');         % 500 次ハイパスフィルタ
4   >> hdata = filtfilt(b1,1,data);               % ハイパスフィルタ処理
5   >> figure(3);
6   >> plot(tind,hdata(:,1),'r'); hold on;        % 酸素化ヘモグロビン濃度変化
7   >> plot(tind,hdata(:,2),'b')                  % 脱酸素化ヘモグロビン濃度変化
8   >> xlabel('Time [s]'); ylabel('\DeltaHb concentration [mM mm]');
9   >> yl = ylim;
10  >> for jj = 1:length(trig)                    % トリガ時刻の図示
```

```
11          plot(tind(trig(jj))*[1,1],yl,'k:');
12      end
13  >> hold off;
```

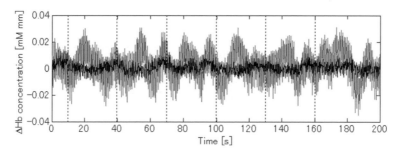

灰色：酸素化ヘモグロビン濃度変化，黒色：脱酸素化ヘモグロビン濃度変化

図 7.10 ハイパスフィルタ (0.01 Hz) 処理を行った fNIRS 信号

　フィルタ処理を行う前の図 7.8 と比較すると，基線のゆらぎがとれていることがわかります。つぎに，高周波数成分のノイズをとるために 10 点の移動平均により平滑化を行います。高周波数成分のノイズは，計測機器のサンプリング周波数が小さい場合（〜1 Hz 程度）にはデータに含まれない場合もあるので，実際に解析するデータを確認して必要な場合に処理を行います。fNIRS データの平滑化処理は，7.1 節〔4〕で示した①正規化加算平均波形による解析には必要ですが，② GLM による解析では，高周波数成分のノイズは回帰分析モデルの誤差項として分離されるため，②の解析のみ行う場合には必要ありません。また今回の例では移動平均法による平滑化を行っていますが，ローパスフィルタを使用することも可能です。fNIRS 信号の周波数帯域を削除しないよう，0.3〜0.5 Hz 程度の遮断周波数を用いるとよいでしょう。

```
1   % 10 点移動平均による平滑化
2   >> b2 = ones(1,10)/10;                        % 10 点移動平均
3   >> lhdata = filtfilt(b2,1,hdata);             % 移動平均処理
4   >> figure(4);
5   >> plot(tind,lhdata(:,1),'r'); hold on;       % 酸素化ヘモグロビン濃度変化
6   >> plot(tind,lhdata(:,2),'b')                 % 脱酸素化ヘモグロビン濃度変化
7   >> xlabel('Time [s]'); ylabel('\DeltaHb concentration [mM mm]');
8   >> yl = ylim;
9   >> for jj = 1:length(trig)                    % トリガ時刻の図示
10         plot(tind(trig(jj))*[1,1],yl,'k:');
11  end
12  >> hold off;
```

　ハイパスフィルタ処理を行った fNIRS データ hdata に対して，さらに平滑化を行ったデータを lhdata としました。**図 7.11** に示すような平滑化された fNIRS データが得られます。波形がなめらかになり，タッピングの開始後に酸素化ヘモグロビン濃度が増加し，脱酸素化

114   7. fNIRS データの解析

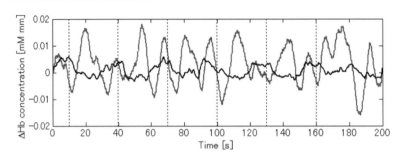

灰色：酸素化ヘモグロビン濃度変化，黒色：脱酸素化ヘモグロビン濃度変化
図 7.11 ハイパスフィルタ（0.01 Hz）と平滑化（10 点移動平均）処理を行った fNIRS 信号

ヘモグロビン濃度が低下するという信号のパターンがよりはっきりしました。

〔**4**〕 **加算平均処理・ベースライン処理**　　4 章で学んだ誘発脳波データの加算平均処理にならって，fNIRS データの加算平均波形を作成します。トリガの 5 秒前から指タッピングの終了後 25 秒間の計 30 秒間を取り出して加算平均処理を行ってみましょう。

```
1   >> bef = floor(5*Fs);            % トリガ前5秒間に相当するデータ数
2   >> aft = floor(25*Fs);           % トリガ後25秒間に相当するデータ数
3   >> tind2 = [-1*bef:aft]/Fs;      % 時刻インデックスの作成
4   >> avg = zeros(length(tind2),2); % 酸素化・脱酸素化ヘモグロビン濃度変化加算平均データ
5   >> for nave = 1:length(trig)
6         avg = avg + lhdata(trig(nave) - bef:trig(nave)+aft,:);
7   end
8   >> avg = avg./length(trig);
9   % ベースライン補正
10  >> avg = avg - repmat(avg(bef + 1,:),length(avg),1);
11  % 加算平均波形の描画
12  >> figure(5);
13  >> plot(tind2,avg(:,1),'r'); hold on;
14  >> plot(tind2,avg(:,2),'b');
15  >> xlim([-5,25]); yl = [-0.01,0.015]; ylim(yl);
16  >> plot([0,0],yl,'k:'); plot([15,15],yl,'k:');
17  >> hold off;
18  >> xlabel('Time [s]'); ylabel('\DeltaHb concentration [mM mm]');
```

1，2 行目の変数 bef と aft はトリガの前後で取り出したいデータの範囲（トリガ信号から何点分さかのぼる，あるいは進んだ点までのデータを抽出するか）を計算しています。3 行目の変数 tind2 は，加算平均波形の時刻インデックスを作成します。4 行目で加算平均するためのデータを格納する変数 avg を定義し，酸素化・脱酸素化ヘモグロビン濃度変化データの両方を計算するため 2 列分のゼロ行列とします。5 行目からの for ループでは，トリガの回数だけ繰り返し計算を行い，ドリフト除去と平滑化を行った fNIRS データ lhdata の該当する部分を切り出して ave に加えていきます。8 行目で平均処理を行い，9，10 行目でベースライン補正を行いました。ベースライン処理の詳細については 4.2 節〔5〕を参照してください。11 行目以降はこれまでの例と同じように加算平均波形を描画している部分

です。上記プログラムの実行により**図7.12**に示すような加算平均波形を得ます。

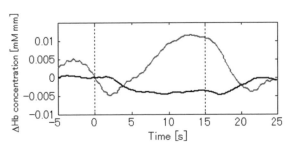

図の波形からは，脳活動時のfNIRS信号の典型的なパターンを見ることができます。酸素化ヘモグロビン濃度変化は課題開始後に少し低下（initial dip）してから，課題終了時刻までの時間に沿って濃度が増大していきます。その一方で脱酸素化ヘモグロビン濃度変化は酸素化ヘモグロビン濃度変化と拮抗するように課題開始後にわずかに増加してから，減少するというパターンを示します。

灰色：酸素化ヘモグロビン濃度変化
黒色：脱酸素化ヘモグロビン濃度変化

図7.12 指タッピング課題中の対側一次体性感覚野（Ch67）における加算平均fNIRS信号

〔5〕 **波形強度の正規化**　加算平均処理を行ったfNIRSデータの信号強度は7.1節〔4〕で述べたように光路長の情報を含むため，これらのデータの絶対値をそのまま被験者間やチャンネル間の解析に用いることは適切ではありません。被験者間やチャンネル間でのデータの比較を行うために，課題開始前の信号強度の標準偏差を用いて信号強度の正規化を行います。ここでは課題開始前の5秒間のデータ値の標準偏差を用いて正規化を行いますが，何秒間のデータを用いて正規化を行うかについては実験の内容により異なります。課題（タスク）の影響を受けていないと考えられる時間帯を適宜選択するようにします。

```
1  >> sd = std(avg(1:bef,:));
2  >> navg = avg./repmat(sd,length(avg),1);
3  % 正規化加算平均波形の描画
4  >> figure(6);
5  >> plot(tind2,navg(:,1),'r'); hold on;
6  >> plot(tind2,navg(:,2),'b');
7  >> xlim([-5,25]); yl = ylim;
8  >> plot([0,0],yl,'k:'); plot([15,15],yl,'k:');
9  >> hold off;
10 >> xlabel('Time [s]'); ylabel('Normalized \DeltaHb conc.');
```

関数stdは5章でも使った標準偏差を求めるMATLABの組み込み関数です。1行目で加算平均データavgの最初の5秒間分の標準偏差の値を求め，2行目で行列同士の除算をしています。除算記号「/」の前にドット「．」を付けることにより，行列の要素同士の除算を行うことができます。3行目以降で正規化されたfNIRS波形を描画しており，**図7.13**の波形を得ます。正規化前の波形（図7.12）と比較すると，酸素化ヘモグロビン濃度変化のデータは－5〜0秒でのばらつきが脱酸素化ヘモグロビン濃度変化のデータと比較して大きいため，相対的に脱酸素化ヘモグロビン濃度変化の波形が大きくなったように見えています。正

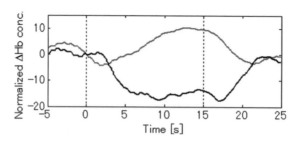

灰色：酸素化ヘモグロビン濃度変化，黒色：脱酸素化ヘモグロビン濃度変化

図7.13 指タッピング課題中の対側一次体性感覚野（Ch67）における正規化加算平均 fNIRS 信号

規化処理により，データ値が「直前のレスト時よりどのぐらい振幅が増加したか」の指標となるため，他チャンネルや他被験者の計測データとの比較が行えるようになります。

〔6〕 **area under the curve（AUC）による脳活動の指標化** 正規化された加算平均波形を用いて，複数計測したチャンネルのうちどの部位で最も大きな活動が生じているか，条件間で活動強度が異なるかなどのグループ解析を行うことができます。7.1節〔4〕で触れたように最大値，最小値や課題時間中の平均値，一定時間中の信号強度の積分値（AUC）が脳活動の指標として用いられます。ここでは以下のように AUC を算出して指標化を行ってみましょう。AUC の積分区間は，fNIRS 信号に変化の見られる 3〜20 秒とします。図 7.13 からも明らかなように fNIRS の信号の立ち上がりは課題開始時刻から数秒間遅れ，立ち下がりもレスト区間にかかるため，論文やレポート等で解析方法の説明部分に明示されていれば，課題時間と同一の区間で AUC を計算する必要はありません。加算平均を行ったデータから適切な積分区間を設定してください。

```
1  >> t1 = find(tind2 >= 3, 1, 'first');
2  >> t2 = find(tind2 <= 20, 1, 'last');
3  >> AUC = sum(navg(t1:t2,:));
```

変数 t1 と t2 は，加算データの時刻インデックス tind2 の範囲で 3 秒と 20 秒となる場所を探しています。AUC は [t1 t2] の区間で正規化加算平均データの navg を加算して求めます。ワークスペースの変数「AUC」を確認すると「688.589 5 − 1 966.307 5」の値が得られたことがわかります。

多数のチャンネルで fNIRS 信号を測定し，与えた課題に対して脳のどの部位が活動していたかを知りたい場合には，AUC の頭表マップを作成するとよいでしょう。**図7.14** は，すべてのチャンネルに対して同様の方法を用いて AUC を求め，3.4節〔4〕でも用いた topoplot 関数を用いて AUC 値の頭表分布を表示したものです（解析と表示を行う MATLAB コードについては「chapter7scripts.m」を参照）。図（a）が酸素化ヘモグロビン濃度データ，図（b）が脱酸素化ヘモグロビン濃度データに対する AUC マップですので，

7.2 MATLABによるfNIRSデータの信号処理

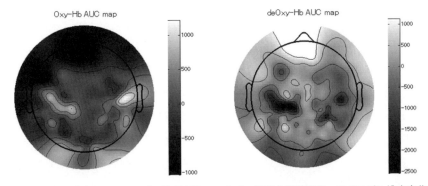

(a) 正規化酸素化ヘモグロビン濃度変化　(b) 正規化脱酸素化ヘモグロビン濃度変化

図7.14　指タッピング課題中のAUCマップ

図(a)で正の値が大きく（マップ上で赤色（紙面では白色）），かつ図(b)で負の値が大きい（マップ上で青色（紙面では黒色））部分に，脳神経性の活動が得られたことを表しています。図より，右手の指タッピングを行うと，左頭頂部の一次体性感覚野にあたる部分で活動が得られることがわかります。グループ解析を行う場合はグループ全体の平均AUCマップを図7.14のように図示し，AUC値の有意な変化（1標本t検定）や条件間の有意差（2標本t検定，対応のあるt検定）が見られたチャンネルに印を付けるなどすると，一目で活動部位を確認することができ有用です。上述してきた全身血流の影響を考察するためにも，酸素化ヘモグロビン濃度データだけでなく，脱酸素化ヘモグロビン濃度データについても同様の解析を行って，両者の結果を確認するとよいでしょう。

〔7〕**回帰分析モデルによる脳活動の指標化**　GLMによる解析では，まず課題のタイミングに合わせて理想的なfNIRS信号の変化が生じた場合のモデル関数$x(t)$を作成し，各チャンネルで得られた計測データ$y(t)$を$x(t)$で近似するつぎの線形方程式への当てはめを行います。

$$y(t) = \beta \cdot x(t) + \varepsilon(t) \tag{7.6}$$

ここで$\varepsilon(t)$は$x(t)$で近似した残りの誤差の項を表します。図7.4からも明らかなように，計測データがモデル関数の時間的変化に近い挙動を示しているほど，$x(t)$の係数βが大きな正の値をとります。GLMによる解析は，すべてのチャンネルにおけるβ値を算出し，これを脳活動の指標として用いる方法です。Ch67を例として，GLM解析を行いβ値の抽出を行ってみましょう。

モデル関数$x(t)$の基本となるのは，ある時刻でインパルス的に脳活動が生じたときの周囲組織の血流信号の時間変化を模擬した血流動態反応関数（hemodynamic response function：HRF）です。HRFは複数のガンマ関数を組み合わせてモデル化されているものがよく用い

られます．この例では，統合脳画像解析ソフトウェアのSPMツールボックス（SPM8）に収録されている関数spm_hrfを用いてHRFを作成します（使用しているPCにSPMがインストールされていない場合は，巻末の付録A.3節を参考にインストールしてください）．**図 7.15** はspm_hrfを用いて，サンプルデータのサンプリング周波数に対応したHRFを示したものです．spm_hrf(TR)のTRに対応する部分に，fNIRSデータのサンプリング時間raw(2,1)を入力しています．図よりわかるように，時刻0でニューロンの電気的な活動が発生した場合，血流信号は約5秒程度遅れてピークに達します．

```
1  % HRF の概形
2  >> HRF = spm_hrf(raw(2,1));  % fNIRS サンプリング時間
3  >> figure(7); plot([1:length(HRF)]*0.123,HRF);
4  >> xlabel('Time [s]'); ylabel('HRF');
```

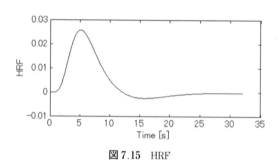

図 7.15　HRF

このHRFは「ある時刻で発生したニューロンの電気的興奮に対する血流反応」の時間変化を表しているので，モデル関数 $x(t)$ を作成するには，課題に沿った脳活動が期待される時間帯にHRFの波形が連続的に現れると仮定して，HRFを時間的に重ね合わせていく必要があります．HRFの重ね合わせを行うために，活動すべき時間帯を示したモデル（ブロックデザイン）をつぎに作成します．サンプルデータの例では，指タッピングに関連する脳部位は，タッピングを行っている15秒間ではつねに活動して，その後の15秒間は活動しない，というパターンが仮定されるので，MATLAB上で以下のように変数Blockを定義して，実際の実験デザインに合わせて15秒おきに活動（1）と休止（0）が繰り返されるように指定します（**図 7.16**）．

```
1  % 課題に沿って活動する脳部位の活動モデル（ブロックデザイン）
2  >> data = raw(:, 3*Ch+[1:2]);  % data は Ch67 の波形データ
3  >> Block = zeros(length(data),1);
4  >> duration = round(15/raw(2,1));
5  >> for ii = 1:length(trig)
6         Block(trig(ii):trig(ii)+duration,1) = 1;
7  end
8  >> figure(8); plot(tind,Block); ylim([0,1.2]);
9  >> xlabel('Time [s]'); ylabel('Block design');
```

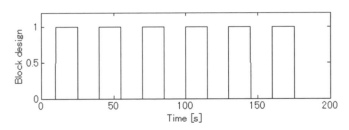

図7.16 ブロックデザイン

変数 duration は15秒間の課題が何点分になるかを計算しています。4行目の for ループでは，あらかじめ0で初期化した変数 Block のうち，指タッピングに対応する部分（トリガ開始から15秒間）には1を代入します。このブロックデザインの時系列に，先程計算した HRF を畳み込み積分することによって（ブロックデザインの値が1の時刻のときに図7.15 の HRF が発生すると見みなして，各時刻で発生する HRF をブロックデザインの値に応じて足し合わせた波形をつくる），ブロックデザインに即した血流動態反応のモデル関数 $x(t)$ を得ます。

```
1    % ブロックデザインと HRF の畳み込み積分
2    >> tmp = conv(Block,HRF);
3    >> X = [tmp(1:length(lhdata)),ones(length(lhdata),1),[1:length(lhdata)]'];
4    >> for ii = 1:3
5          figure(9);subplot(3,1,ii);
6          plot(tind,X(:,ii));
7          xlabel('Time [s]');
8       end
```

2行目の関数 conv は，conv(u,v) のように使用し，ベクトル u と v の畳み込み積分値のベクトルを返す関数です。これを用いて Block の活動パターンに沿って HRF の畳み込みを行います。3行目では，行列 X を定義し，課題に沿った脳活動のモデル関数 $x(t)$ を第1列に，1だけが入ったベクトルを第2列に，1から順に単純増加するベクトルを第3列に入力しています（**図7.17**）。第2列と第3列のベクトルは，実際に fNIRS のデータ解析を行う際に GLM の誤差を少なくするための補正の項です。一般的に GLM は fNIRS の生データに対して適用するため，データには図7.8 で観察したようにベースラインが全体的に正や負の値にシフトしているベースラインのずれや，時間とともにベースラインが増加していくドリフトを含んでいます。GLM の式（7.6）は，こうしたベースラインのシフトやドリフトがない状態の理想的な式ですが，実際に GLM 解析を行う場合にはこれらを考慮したつぎの線形方程式（7.7）を考えます。

$$y(t) = \beta_1 \cdot x_1(t) + \beta_2 \cdot x_2(t) + \beta_3 \cdot x_3(t) + \varepsilon(t) \tag{7.7}$$

このとき β_1 は脳活動モデル関数 $x_1(t)$ の係数，β_2 はベースラインシフトのモデル関数 $x_2(t)$

120   7. fNIRS データの解析

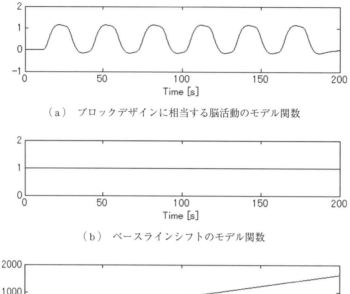

（a）ブロックデザインに相当する脳活動のモデル関数

（b）ベースラインシフトのモデル関数

（c）ベースラインドリフトのモデル関数

図 7.17 GLM のモデル関数の例

の係数，β_3 はベースラインドリフトのモデル関数 $x_3(t)$ の係数（すべてスカラー値）を示します。

ベースラインシフトをモデル化した関数 $x_2(t)$ と，ドリフトをモデル化した関数 $x_3(t)$ を加えることによって，脳活動のモデル関数 $x_1(t)$ の係数 β_1 はベースラインの影響を受けず，脳活動のモデル関数に相関する成分のみを抽出することができるようになります。なお，7.1 節〔3〕に示すハイパスフィルタ処理を行ったデータを用いて GLM 解析を行う場合は，ベースラインのドリフトの項 $\beta_3 \cdot x_3(t)$ は考慮しなくても構いません。いま，$y(t)$，$x_i(t)$ ($i = 1, 2, 3$)，$\varepsilon(t)$ を行ベクトルとし，行列計算がしやすいように式（7.7）を変形すると，つぎのようになります。

$$y(t) = \begin{bmatrix} \beta_1 & \beta_2 & \beta_3 \end{bmatrix} \begin{bmatrix} x_1(t) \\ x_2(t) \\ x_3(t) \end{bmatrix} + \varepsilon(t) = \widehat{\beta} X(t) + \varepsilon(t) \tag{7.8}$$

$\widehat{\beta}$ は各モデル関数の係数を含む行ベクトルで，$X(t)$ は各モデル関数の時系列を表す横長の行列です。本質的には式（7.6）と同じ構造となることがわかります。一つの実験データの中に複数の条件（例えば右手指のタッピングと左手指のタッピングなど）がある場合は，モデ

ル関数を複数作成して $X(t)$ に追加してやると，各条件に対する活動度の指標となる β 値を抽出することができます。MATLAB コードの 3 行目で定義した行列 X は，式 (7.8) における $X(t)$ を表したものです。式 (7.8) の誤差項 $\varepsilon(t)$ の 2 乗値を最小化する各モデルの係数 $\overline{\beta}$ は，$X(t)$ の一般化逆行列 $X^{-1}(t)$ を用いてつぎのように表すことができます。

$$\overline{\beta} = y(t) \cdot X^{-1}(t) = y(t) \cdot X'(t) \Big(X(t) X'(t) \Big)^{-1} \tag{7.9}$$

ここで $X'(t)$ は $X(t)$ の転置を表します。$X^{-1}(t)$ と $\overline{\beta}$ を求めるのが GLM 解析の中心部となりますが，ここでは regress 関数を用いてこの処理を行います。つぎの MATLAB コードを実行して，生データをモデル関数の和で表してみましょう。

```
1  >> for hemo = 1:2
2         % GLM
3         [b,bint,r,rint,stats] = regress(data(:,hemo),X);
4         disp(['Beta values = [',num2str(b'),']']);
5         % 生データと GLM でモデル化された反応 beta・x(t) との比較
6         YY = b'*X';
7         figure(10); subplot(2,1,hemo);
8         plot(tind,data(:,hemo),'Color',[0.75,0.75,0.75]); hold on;
9         plot(tind,YY,'k','LineWidth',2);
10        yl = ylim;
11        for jj = 1:length(trig) % トリガ時刻の図示
12            plot(tind(trig(jj))*[1,1],yl,'k:');
13        end
14        xlabel('Time [s]'); ylabel('¥DeltaHb concentration [mM mm]'); hold off;
15    end
```

酸素化・脱酸素化ヘモグロビン濃度データの両者に対して GLM 解析を行うため，for ループを用いて計算を 2 回行います。3 行目の regress 関数に生データ data と，用意したモデル関数の行列 X を代入して得られる変数 b が，式 (7.9) における $\overline{\beta}$ となります（そのほかの戻り値については章末のコマンド一覧を参照）。5 行目以降は，生データとモデル関数の積和で近似された波形を比較するための描画部分です。**図 7.18** より，高周波数成分のノイズは誤差項 $\varepsilon(t)$ に吸収され，図 7.17 で示した三つのモデル関数の組み合わせで生データが近似されたことがわかります。

MATLAB コードを実行すると，関数 disp により $\overline{\beta}$ がコマンドウィンドウ上に表示されます。

Beta values = [0.0098284　0.0091156　5.7766e-06]

Beta values = [−0.0030511　0.0052547　6.294e-07]

最初の数値が脳活動のモデル関数の係数 β_1 の推定値となり，安静時から課題の遂行に伴って何倍の血流指標の変化が得られたかを示す指標となります。図 7.18 からも明らかですが，酸素化ヘモグロビン濃度データに対する β_1 値は正，脱酸素化ヘモグロビン濃度データに対

122   7. fNIRS データの解析

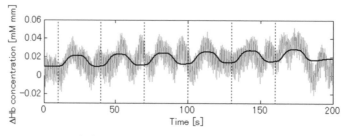

（a）酸素化ヘモグロビン濃度変化データ

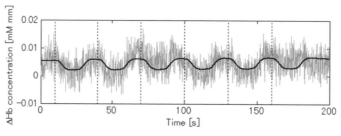

（b）脱酸素化ヘモグロビン濃度変化データ

図 7.18　fNIRS（Ch67）の生データ（灰色）と GLM のモデル関数で近似されたデータ

する β_1 値は負の値となっています。酸素化ヘモグロビン濃度と脱酸素化ヘモグロビン濃度が拮抗するパターンを示しており，このチャンネルにおける信号は脳活動を示していると考えることができます。GLM を用いて脳活動の強度を評価する場合には，GLM で得られた脳活動のモデル関数の係数（β 値，この例では β_1）をその被験者の該当するチャンネルの活動量として用います。7.2 節〔6〕で取り上げた AUC と同様に，脳活動のモデル関数の β 値を用いて頭表上のマップを作成し，課題に対して反応した脳活動の局在を確認することができます（図 7.19，図示に必要な MATLAB コードについては「chapter7scripts.m」を参照）。そのほか，β 値を用いて脳活動強度のグループ間，条件間の統計解析も行うことができま

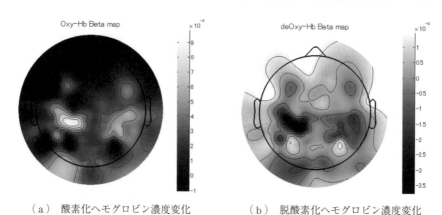

（a）酸素化ヘモグロビン濃度変化　　　（b）脱酸素化ヘモグロビン濃度変化

図 7.19　指タッピング課題中の β 値マップ

す。AUCの空間分布（図7.14）とβ値の空間分布（図7.19）を比較すると，いずれも対側一次運動野・体性感覚野の活動が得られており，脳活動の空間的パターンもよく一致していることがわかります。

〔8〕 **より発展的な解析**　図7.14や図7.19に示したAUCやβ値の頭表上マップは，プローブ位置を3Dディジタイザで取得し，その位置関係を標準脳座標上に投射すること（図7.5）で作成しています。プローブやチャンネル位置の標準脳座標への変換はNIRS解析のMATLABツールボックスである「NIRS-SPM」[24]を用いて行うことができます。NIRS-SPMでは，頭表上の受光部，送光部のプローブ位置から，大脳皮質表面に存在するチャンネル位置の範囲を求めるため，推定されるチャンネルの脳部位は確率で与えられます。サンプルデータのチャンネルのMNI座標を表した「MNIcoord.csv」を開くと，一つのチャンネル位置に対して複数の脳部位の候補が記されているのはこのためです。

また，fNIRSデータの解析では脳波の国際10-20法電極位置を基準としてプローブを配置し，同一のチャンネルが示す脳部位は被験者間で同一であると仮定して解析を行うことが多いですが，厳密にディジタイズファイルを確認すると，個人の頭部形状の違いなどにより被験者間でのチャンネル位置のずれは存在します。より正確な賦活部位の解析を行うには，各チャンネルで得られている座標情報を使って脳表面に存在するボクセルにAUC値やβ値を補間したマップをつくり，fMRIのBOLD信号の解析にならってそれらのボクセルごとに統計を行うという方法が挙げられます。**図7.20**はチャンネルベースのβ値を2 mm立方の大脳皮質上のボクセルに補間したマップを用いて，18人の指タッピングのデータを1標本t検定で統計解析した結果です。fNIRSの空間分解能は約3.0 cmと細かくはありませんが，補間したマップの空間的な重なりを見ると中心溝に沿った運動野，体性感覚野の活動が全被験者に共通した賦活パターンとして得られており，生理学的に妥当な結果を得ることができています。

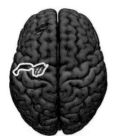
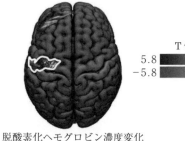

　　酸素化ヘモグロビン濃度変化　　　脱酸素化ヘモグロビン濃度変化
白枠線で囲まれた部分がタッピング課題に対して酸素化ヘモグロビン濃度の有意な増大，脱酸素化ヘモグロビン濃度の有意な減少が確認された部位を示す。

図7.20　指タッピング課題に対するβ値マップのグループ解析結果（$n = 18$）

124   7. fNIRS データの解析

7章で学習した MATLAB コマンド一覧

spm_hrf(TR)	血流動態反応関数を算出する。統合脳画像解析ソフトウェアの SPM ツールボックス（SPM8）に収録されている。TR にデータのサンプリング時間〔秒〕を入力すると，時刻 0 に神経細胞が発火したと仮定した際に周囲組織に現れる血流動態反応の時間変化波形が出力される。
conv(u,v)	ベクトル u と v の畳み込み積分値のベクトルを返す関数
regress(y,x)	y に線形近似を行いたいデータ（本章の場合 fNIRS の実測データ，列ベクトル），x に線形近似を行うための予測子（モデル関数，列ベクトルあるいは複数の列ベクトルを行方向に配列したもの）を入力すると，y = bx を誤差最小 2 乗の意味で満たす予測子の係数行列 b を返す。 [b,bint,r,rint,stats] = regress(y,x) の形で使用すると，bint（推定された係数の 95% 信頼区間），r（残差のベクトル），rint（外れ値確認用の行列），stats（R2 乗統計量などの統計値）の情報も戻り値として得ることができる。

8章 MATLABによる統計処理

　これまでの章でMATLABを用いた生体機能データの解析について見てきました。研究論文やレポートとして実験結果をまとめる場合には，平均値の比較や相関解析などの統計解析が有用です。統計解析にはR（R Development Core Team）やSPSS（日本IBM）など専用のソフトウェアが広く利用されていますが，手持ちのMATLABにStatistics and Machine Learning Toolboxがインストールされていれば，別のソフトウェアにデータを移動することなくMATLABで統計解析を行うことができ便利です。本章では，生体機能データの解析で多用される群間の平均値・中央値の検定と相関解析について，MATLABを用いた統計処理の手順を説明します[†]。

　また，正規分布するデータに適用が限られますが，実験群間の平均値の差を十分な検出力（対立仮説が真である場合に帰無仮説を棄却する確率）で示すためのサンプルサイズの推定や，すでに取得したデータの検出力を解析する検出力検定についても取り上げます。例えば，予備実験で得た2群間の平均値の差から，この差を統計的に証明するのに必要なサンプルサイズ（何人の被験者が必要か？）を推定することで，無理のない本実験の計画を立てることができるようになります。実験で得られたデータの検出力をレポートや論文に示すことによって，取得したデータの信頼性を数値で示し，研究の質を向上させることができます。なお，統計処理の原理についてはここでは取り上げず，どのような統計処理をどのようなデータに対して行うのかについての説明にとどめます。各統計処理の理論については，統計学の教科書などほかの成書を参考にしてください。

8.1　平均値，中央値の差の検定

　〔1〕**群間の差を調べたいときの統計手法の選択**　　生体信号処理では，一般的に複数の実験条件で生体計測を行い，得られたデータ値が条件によって異なるかどうかを調べます。比較する条件の数や，計測したデータ（標本）の統計的性質（正規性の有無）によって適切な統計処理も変わってきます。まずは，計測したデータに対する適切な統計手法を決定する手順について確認してみましょう。

　図8.1は，適切な統計処理を選択するためのフローチャートと，必要なMATLAB関数を

[†] サンプルデータは本書の書籍詳細ページからダウンロードできます。
www.coronasha.co.jp/np/isbn/9784339072457/

126   8. MATLABによる統計処理

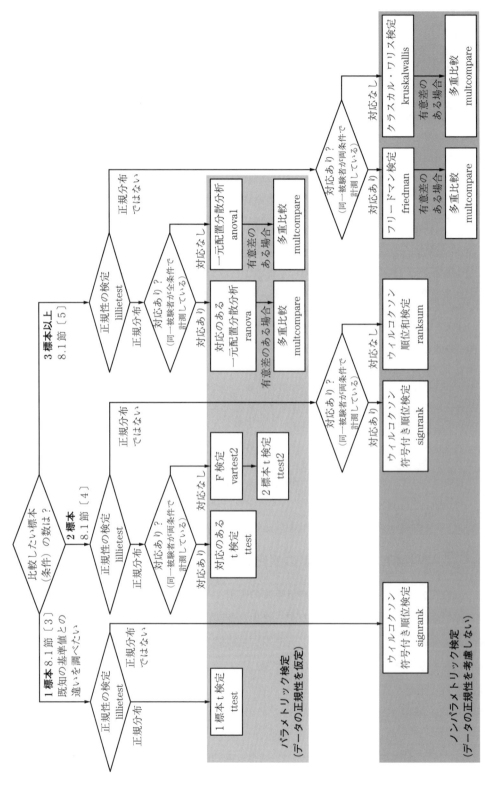

図8.1 統計処理のフローチャートと使用するMATLAB関数

まとめたものです。対象となる実験計画はつぎのような場合です。

- fNIRS データ解析で得られた β 値の被験者平均が 0 ではない（＝課題に沿った脳活動が得られた）か調べたい：1 標本（測定値が被験者数分存在する，8.1 節〔3〕）
- ある運動中に筋 A と筋 B から計測された筋電図 %MVC 振幅について，筋 A と節 B の活動量が異なっているか調べたい：2 標本（測定値が各条件（筋 A と節 B）のそれぞれにおいて存在する，8.1 節〔4〕）
- 4 種類の音楽（ロック，演歌，クラシック，ジャズ）の聴取下で脳波計測を行い，各音楽条件下において α 波強度に違いがあるかを調べたい：3 標本以上（測定値が条件数分存在する，8.1 節〔5〕）

ここでは，実験で変化させる要因が 1 種類（「筋の種類」「環境」など）で，要因の中の水準（「筋 A，筋 B」，「ロック，演歌，クラシック，ジャズ」など，その要因の中においてデータの値を変化させうる項目）が 1～多種類の場合のみを取り扱います。実験の計画によっては，「被験者を 2 群に分け，各群のそれぞれで条件 A，B，C の計測を行い，群間，条件間の差を調べたい」という要因間，水準間の違いを比較したい場合もありますが，こうした複雑な実験計画については上に挙げた基本的な統計処理について説明をした後に，8.1 節〔6〕で取り上げます。

図 8.1 において灰色で示してある部分がそれぞれのデータに対応した統計処理の部分です。統計処理を行う対象のすべての標本に含まれるデータが正規分布している場合には，データの平均や標準偏差の値を用いて条件間の平均値を比較するパラメトリック検定が，正規分布を満たさない場合にはデータの分布の中央値（データを小さい順に並べたとき中央にくる値）に条件間で偏りがあるかを調べるノンパラメトリック検定が行われます。しかし生体計測データにおいては，被験者数が数～数十名程度のことが多く，少ないデータ数では統計解析に必要なデータの性質（平均や標準偏差）を十分に推定できない場合があります。以下では一般的に用いられている統計手法として，正規性の検定結果によりパラメトリック検定あるいはノンパラメトリック検定を行う手順について説明していますが，数十例以下のサンプルサイズの場合には正規性の検定を行わず，すべてのデータに対してノンパラメトリック検定を行っても構いません。なお，以下の例ではすべての検定の有意水準として，MATLAB のデフォルト値である 5% の場合を示しています。また，本章で取り上げたMATALB コマンドはすべて「chapter8scripts.m」に記載されていますので必要に応じて参照してください。

〔2〕 **データの正規性の検定** ここでは MATLAB に標準で収録されているサンプルデータ「examgrades」を使って統計処理を説明します。まずサンプルデータをプロットして確認します。

```
1   >> load examgrades
2   >> data = grades(:,1:5);
3   >> for ii = 1:5
4        figure(1); subplot(5,1,ii);
5            plot(data(:,ii),'o');
6            ylabel('Score');
7            ylim([50,100]); title(['Data ',num2str(ii)]);
8      end
```

サンプルデータ「examgrades」は120名の試験のスコアの模擬データで，このデータを変数dataにコピーし，各列のデータをプロットすると図8.2のようになります．Data5に比べ，Data1やData4のばらつきが大きく見えますが，見た目だけではデータの分布の正規性や分散の違いについてはわかりません．どのようなデータに対しても，まずは正規性の検定を行って適切な統計処理の方法を決定します．

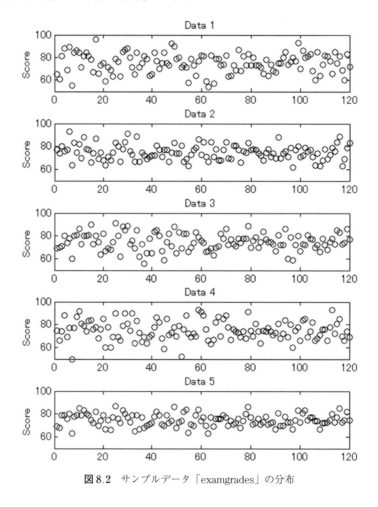

図8.2 サンプルデータ「examgrades」の分布

```
1   % 正規性の検定（リリーフォース検定）
2   >> lillie_result = zeros(5,2);   % [ 検定結果 h, 有意確率 p]
3   >> for ii = 1:5
4     [h,p] = lillietest(data(:,ii));
5         lillie_result(ii,:) = [h,p];
6         if h > 0                   % 有意差あり
7             disp(['Data',num2str(ii),' は正規分布である確率が 5% 以下 ']);
8         else
9             disp(['Data',num2str(ii),' は正規分布と見なせる ']);
10        end
11  end
```

正規性の検定を行う MATLAB の関数はリリーフォース検定 lillietest です。正規性の検定にはシャピロ・ウィルク検定，コルモゴロフ・スミルノフ検定など複数の方法がありますが，リリーフォース検定は後者を改良した検定手法です。手法により検定結果に多少の差はありますが，どの検定を選択したかが論文やレポートに明記されていれば，どの手法を使っても構いません。各列の試験のスコアのデータ data(:,ii) を入力して，正規性の検定の結果 h（1 のとき帰無仮説が棄却され，正規性が保証されない），有意確率 p を出力として得ます。五つの標本をそれぞれ検定するために，変数 lillie_result に結果を入力しました。6 行目以降の if 文では，検定を行った標本の正規性が見なせるかどうかを h をもとに判定してコマンドウィンドウ上に表示を行います。実行すると以下のように結果が表示されたはずです。

Data 1 は正規分布である確率が 5% 以下

Data 2 は正規分布と見なせる

Data 3 は正規分布と見なせる

Data 4 は正規分布と見なせる

Data 5 は正規分布と見なせる

以降は，この検定結果をもとに，1 列目のデータが正規分布ではなく，ほかのデータは正規分布しているという前提のもと，パラメトリック，ノンパラメトリック検定の統計処理を説明していきます。

〔3〕 **1 標本の平均値，中央値の検定**　データが 1 標本である場合，統計処理で行うことは平均値が既知の基準の値と同じか，異なるかの検定です。先に挙げた fNIRS データの例では，「課題に沿った脳活動が発生している場合，β 値の平均値は 0 ではない」という仮説のもと，「β 値の平均値が 0 である」という帰無仮説を検定し，一定の有意水準で棄却された場合に「課題に沿った脳活動が発生している」と判定する，というように使います。また，なんらかの計測値に対して，先行研究等で得られている既知の計測値の強度と同等の反応が得られているか，といった解析にも使えます。

130   8. MATLAB による統計処理

（1） データに正規性がある場合　　パラメトリック検定である 1 標本 t 検定を用います。MATLAB では 1 標本 t 検定を行う関数 ttest を使用します。

```
1   % 1 標本 t 検定【パラメトリック検定】
2   >> d1 = data(:,2); % 正規分布と見なせるデータ data(:,2) を使用
3   % 帰無仮説：得点データは平均が 0 点の母集団から派生している
4   >> [h,p] = ttest(d1)
5   % 帰無仮説：得点データは平均が 75 点の母集団から派生している
6   >> [h,p] = ttest(d1,75)
```

比較したい平均値が 0 の場合は，ttest(d1) のようにデータのみを引数に指定します。比較したい平均値が 0 ではない場合には，ttest(d1,75) のように比較したい平均値を 2 番目の引数として与えます。上の例ではそれぞれ，data の 2 列目の試験のスコアの「平均が 0 点である」「平均が 75 点である」という二つの仮説を検定しています。なお，統計の結果をコマンドウィンドウで確認できるように，関数 ttest の行の最後にはセミコロン「;」を付けていませんので，実際にコードを実行して h，p の値を確認してください。図 8.2 からも予想できる通り，一つ目の帰無仮説は棄却され（h = 1，平均が 0 点であるとはいえない），二つ目の帰無仮説は棄却されない（h = 0，平均は 75 点である）という結果になりました。二つ目の出力は検定で得られる p 値を示しています。結果を記述する際には，有意差がある（帰無仮説が棄却された）場合には「1 標本 t 検定の結果，A 群の平均得点は 0 点よりも有意に高いことが示された（$p < 0.001$）」とします。p 値は検定で得られた値を記述するのが基本ですが，p 値が非常に小さい場合（この例では p = 2.4983e − 128）には $p < 0.01$（1% 以下），p < 0.001（0.1% 以下）というように記述しても構いません。また，「有意差があった」「有意義がなかった」という有意差の有無のみを記述するのではなく，着目している標本で有意に「高かった」「低かった」という大小関係を記述すると，読み手に伝わりやすくなります。有意差がない場合は，「1 標本 t 検定の結果，A 群の平均得点は（例えば）既知の全国平均点である 75 点と有意な差は見られなかった（$p = 0.989$）」というように記述します。

（2） データの正規性がない場合　　1 標本の検定には，ノンパラメトリック検定であるウィルコクソン符号付き順位検定を用います。データの正規分布が保証されないため，平均や分散の値には意味がなくなります。したがってノンパラメトリック検定で検定するのは，データの中央値が既知の基準の値と同じか，異なるかという帰無仮説になります。MATLAB ではウィルコクソン符号付き順位検定を行うために関数 signrank を使用します。

```
1   % ウィルコクソン符号付き順位検定【ノンパラメトリック検定】
2   >> d1 = data(:,1); % 正規性を示さないデータ data(:,1) を使用
3   % 帰無仮説：得点データは中央値が 75 点の分布から派生している
4   >> [p,h] = signrank(d1,75)
```

関数の使い方は ttest と同様ですが，p と h の出力順が逆になることに注意してください。正規性を示さない 1 列目の試験のスコア data(:,1) を使い，「中央値が 75 点である」という帰無仮説を検定しています。結果として帰無仮説は棄却されず（p = 0.815，h = 0），中央値が 75 点であることを支持しています。t 検定の場合と同様に，有意差のない場合には「ウィルコクソン符号付き順位検定の結果，A 群の得点中央値は 75 点と有意な差は見られなかった（$p = 0.815$）」，有意差を見た場合には「ウィルコクソン符号付き順位検定の結果，A 群の得点中央値は 75 点より有意に高かった（$p = 0.002$）」のように結果を記述します。

〔4〕 **2 標本の平均値，中央値の検定**　　比較したい群が 2 種類ある場合に，2 標本の平均値，中央値の検定を行います。標本が両方とも正規分布に従う場合はパラメトリック検定，いずれかあるいは両方の標本が正規分布に従わない場合はノンパラメトリック検定を行います。また，同じサンプルサイズであっても，「1 人の被験者に対して条件 A と条件 B の両方を行った」場合と，「1 人の被験者が条件 A か条件 B のいずれかのみ行った」場合（被験者数は前者の 2 倍必要）では，条件間のデータに「対応がある（反復測定を行った）」「対応がない」という違いがあり，統計処理も異なってきます。

（1）　データに正規性があり，対応のないデータの場合　　各標本の等分散性を調べる F 検定を行った後，等分散を考慮した，あるいは考慮しない 2 標本 t 検定を行います。F 検定は MATLAB 関数の vartest2 を，2 標本 t 検定は ttest2 を使用します。

```
1   % 【パラメトリック検定】
2   >> d1 = data(:,3);
3   >> d2 = data(:,5);
4   % 2 標本 t 検定：対応のないデータの場合
5   % 帰無仮説：二つの得点データが，等しい平均の正規分布からの独立した無作為標本から派生
6     している
7   % F 検定（等分散性の検定）
8   >> [hf,pf] = vartest2(d1,d2)
9   >> if hf > 0    % F 検定で有意差があり，等分散性を仮定しない場合
10        [h,p] = ttest2(d1,d2,'Vartype','unequal')
11   else            % 等分散性を仮定する場合
12        [h,p] = ttest2(d1,d2)
13   end
```

正規分布するデータ data(:,3) と data(:,5) を使って 2 標本 t 検定を行った例です。等分散性の検定では，vartest2 に二つの標本を入力し，分散が等しいと見なせる場合には hf = 0，等しいとはいえない場合には hf = 1 を返します。この例では等分散性が棄却され，hf = 1（pf = 1.9362e − 04）となります。9 行目以降は F 検定の結果に応じて 2 標本 t 検定を行います。等分散性が仮定できないデータに対しては，関数 ttest2 のオプションとして 'Vartype','unequal' を指定します。データ d1 とデータ d2 の平均が等しいという帰無仮説について検定を行い，結果が h として戻ります。この例では h = 0（p = 1）

132　　8.　MATLAB による統計処理

となり，平均は等しいという結論になります。結果は，有意差がある場合「A 群と B 群の
データについて 2 標本 t 検定を行った結果，A 群の平均値は B 群の平均値よりも有意に大き
かった（$p < 0.05$）」，有意差がない場合「2 標本 t 検定の結果，A 群と B 群のデータの平均
値には有意な差が見られなかった（$p = 0.812$）」のように記述します。

（**2**）　**データに正規性があり，対応のあるデータの場合**　　データの分散は等しいと見な
して F 検定は行いません。（1）の例と同じデータですが，便宜的に d1 と d2 には対応があ
るものとして（同じ学生が数学と理科の 2 回の試験を受けた，などの場合を考慮）検定を
行ってみます。対応のある 2 標本 t 検定には，1 標本 t 検定の場合と同じ MATLAB 関数
ttest を使用し，第 2 引数に二つ目の標本データのベクトルを入力します。

```
% 対応のある t 検定：対応のあるデータの場合（等分散性を仮定）
% 帰無仮説：得点データの差（data(:,3)-data(:,2)）は平均が 0 で分散が未知の正規分布に由来す
  る
>> [h,p] = ttest(d1,d2)
```

この場合も h = 0（p = 1）となり，2 回の試験の平均点には統計的に有意な差がないこと
が示されました。この場合，「対応のある t 検定の結果，1 回目と 2 回目の試験の平均点に
は有意差は見られなかった（$p = 1$）」のように記述します。有意差が見られた場合は，「対
応のある t 検定の結果，1 回目の試験の平均点は 2 回目の試験の平均点よりも有意に低かっ
た（$p = 0.001$）」のように記述します。

（**3**）　**データの正規性がなく，対応のないデータの場合**　　対応のない 2 標本の検定に
は，ノンパラメトリック検定であるウィルコクソン順位和検定（マンホイットニー U 検定
とも呼ばれる）を用います。ウィルコクソン順位和検定を行う MATLAB の関数は ranksum
です。

```
%【ノンパラメトリック検定】
>> d1 = data(:,1); % 正規性を示さないデータ data(:,1) を使用
>> d2 = data(:,2);
% ウィルコクソン順位和検定：対応のないデータの場合
% 帰無仮説：二つの得点データが，等しい中央値を持つ分布からの標本である
>> [p,h] = ranksum(d1,d2)
```

正規分布している標本と正規性のない標本が混在する場合，正規性を仮定しないノンパラメ
トリック検定を用います。ranksum 関数に二つの標本データを入力し，有意確率 p =
0.6645 と検定結果 h = 0（有意差なし）を得ます。結果は，「ウィルコクソン順位和検定
の結果，A 群の中央値は B 群の中央値よりも有意に大きかった（$p < 0.05$）」「ウィルコク
ソン順位和検定の結果，A 群と B 群のデータの中央値には有意な差が見られなかった（$p = 0.665$）」のように述べます。

（**4**）　**データの正規性がなく，対応のあるデータの場合**　　対応のある 2 標本の検定に

は，MATLAB 関数 signrank を使用してウィルコクソン符号付き順位検定を用います。標本に正規性がある場合の ttest と同様に，signrank 関数の第2引数に二つ目の標本データのベクトルを入力して対応のあるデータの中央値の検定を行います。

```
% ウィルコクソン符号付き順位検定：対応のあるデータの場合
% 帰無仮説：得点データの差 (d2 - d1) が中央値 0 の分布から派生している
>> [p,h] = signrank(d1,d2)
```

上記を実行すると，検定結果 h = 0（有意差なし）と有意確率 p = 0.9846 を得ます。結果は，「ウィルコクソン符号付き順位検定の結果，1回目と2回目の試験の中央値には有意差は見られなかった（$p = 0.985$）」のように記述します。有意差が見られた場合は，「ウィルコクソン符号付き順位検定の結果，1回目の試験の中央値は2回目と比較して有意に高かった（$p = 0.023$）のように記述します。

〔5〕 **3標本以上の平均値，中央値の検定**　比較したい群が3群以上ある場合には，3標本以上の平均値，中央値の検定である分散分析や，フリードマン検定，クラスカル・ワリス検定によって群間の平均値，中央値に差があるかどうかを調べ，有意差を見た場合にさらに多重比較法を適用して，どの群間に差があったのかを検定する方法が一般的です。統計の書籍等に必ず書かれていることですが，3群以上の統計検定を行う際（例えばA，B，C群のそれぞれの群間の平均値の差を検定したい）に，2群の検定を繰り返して行うこと（A群とB群，B群とC群，C群とA群のt検定を3回行う）は第一種の過誤（有意差がないのに差があるとしてしまう確率）が増加するため推奨されません。1回の統計検定にはあらかじめ定めた有意確率（$p < 0.05$ など）がありますが，これは「100回検定をしたとき，5回は誤って帰無仮説を棄却してしまう」リスクを許して統計検定をしていることになります。1回行うと 5% 誤る確率がある検定を3回繰り返して，どの検定でも有意差が得られない確率を計算すると $(1 - 0.05)^3 = 0.857\,4$ となり，統計処理全体で誤って帰無仮説を棄却してしまうリスクは $1 - 0.857\,4 = 0.142\,6$ と，約 14% にも上昇してしまいます。こうした第一種の過誤をコントロールするために，多重比較法を使用します。2標本の場合で行ったように，標本の正規性，データの対応の有無によって処理の方法が異なるため，順番に説明をしていきます。

（1）**データに正規性があり，対応のないデータの場合**　平均が同じ複数の母集団から各標本が抽出されたという帰無仮説を検定する一元配置分散分析を行います。上記までの例と同様に架空の試験のスコアデータを用いますが，有意差の検出とその後の多重比較の説明を行うために，1群のデータのスコアを全体で3点ずつ減じて使用します。対応がないデータを想定して，ここでは d1 〜 d3 のデータは別々のクラスで行った定期試験の結果とします。

134   8. MATLABによる統計処理

```
1  % 【パラメトリック検定】
2  >> d1 = data(:,3);    % 正規分布と見なせるデータ data(:,3:5) を使用
3  >> d2 = data(:,4)-3;  % 平均点がかなり低い科目
4  >> d3 = data(:,5)+1;  % 平均点がやや高い科目
5  >> figure(2); bar(1:3,mean([d1,d2,d3]),0.5);hold on;
6  >> errorbar(1:3,mean([d1,d2,d3]),std([d1,d2,d3])/sqrt(length(d1)), ...
7     'LineStyle','none');
8  >> ylabel('Score'); ylim([60,80]);
```

d1～d3の平均値と標準偏差を誤差範囲付きの棒グラフとして図示したものが**図8.3**です。

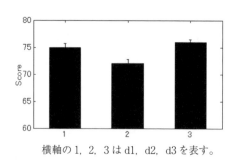

横軸の1, 2, 3はd1, d2, d3を表す。
図8.3 サンプルデータ各群の平均値と標準誤差

棒グラフはbar関数で，誤差範囲はerrorbar関数で描画しています（両関数の使い方の詳細は章末のコマンド一覧を参照してください）。誤差範囲（errorbar関数の第3引数）には，母集団の平均値の範囲を示す標準誤差（standard error：SE）を指定しました。標準誤差は，標準偏差をサンプルサイズの平方根で除した値です。平均値と標準誤差を図示することにより各群の真の平均値の推定範囲を示すことができるため，各群の平均値が異なるかどうかが視覚的に理解しやすくなります。図8.3より，d2はほかの群に比べて平均値が低い傾向，d3がやや高い傾向がわかります。これらの平均値に統計的な有意差があるかどうか（クラスによって定期試験の平均点に差があるか）検定をしてみましょう。

一元配置分散分析にはMATLAB関数のanova1を使用します。

```
% 一元配置分散分析：対応のないデータの場合
% 帰無仮説：各標本（d1～d3）の母集団の平均がすべて同じである
>> group = {'Class1','Class2','Class3'};
>> [p,tbl,stats] = anova1([d1,d2,d3],group)
```

コマンドラインにp値（p = 7.7284e − 05）などが示され，同時にANOVA表（**図8.4**，出力変数tblの内容と同じもの）と箱ひげ図（**図8.5**）がFigureウィンドウに表示されます。

3行目で統計を行う群の名称を指定したセル配列groupを作成し，4行目でanova1の第1引数に各群の標本を列として並べた行列を，第2引数に群の名称であるgroupを指定して，一元配置分散分析を行っています。結果を見るには，まず出力された有意確率p（あるいはANOVA表における「確率＞F」，図8.4）を確認し，これが設定した危険率（一般的には5%）よりも小さいときに有意差がある，つまり「各群の平均値が等しいとはいえない

8.1 平均値，中央値の差の検定　　135

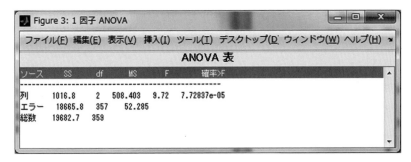

図 8.4　ANOVA 表の例

（＝各クラスの平均点には差がある）」と判断します．一元配置分散分析の結果は，「3 群の平均値が同じではない」ということを示すだけで，「どの群とどの群との間に平均値の差があるのか」についての情報は提供しません．実験では後者に興味があることが多いので，一元配置分散分析で有意な差が得られた場合には，さらに MATLAB 関数の multcompare を使用して多重比較を行います．multcompare による多重比較を行うために，anova1 の出力 stats を入力します．

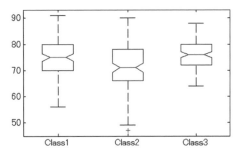

図 8.5　ANOVA 検定で出力される箱ひげ図の例

```
% 有意差がある (p < 0.05) 場合：多重比較
>> c = multcompare(stats)
```

多重比較の出力 c は，図 8.6 に示すように各群の組み合わせの検定結果が行ごとに示されます．⑥の p 値の情報を確認して，この値が設定した危険率より小さい場合に，その群間

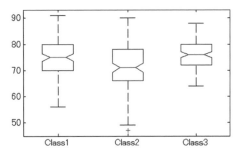

①・②：群の組み合わせ（例えば第 1 行は Class1 と Class2 の比較），③：真の差の平均に対する 95% 信頼区間の下限，④：群間の平均値の差の推定値，⑤：真の差の平均に対する 95% 信頼区間の上限，⑥：平均の差が 0 であるとする帰無仮説に対する検定結果の p 値

図 8.6　多重比較の結果表

に有意差があると結論付けることができます。ただし MATLAB のバージョンが 2014a より古い場合は⑥の p 値が表示されないため，信頼区間の上下限の間に 0 が含まれないことを確認するか，MATLAB のバージョンアップを行ってください。

いま危険率を 5% とすると，Class1 と Class2 の有意確率 $p = 0.004\,4$，Class2 と Class3 の有意確率 $p < 0.001$ となり，Class1 と Class 2，Class 2 と Class 3 の間に有意な差を認め，Class1 と Class3 の間には有意差はないと判定されます。同様の結果は multcompare を実行すると出力される対話型グラフ（図 8.7）でも確認できます。各群の平均値をクリックすることで，その群と有意差のある群を視覚的に確認することが可能です。

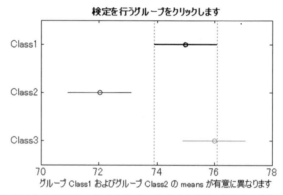

グラフ上に示された平均値の各点をクリックすると青色（紙面では太い黒線）で選択され，選択した群に対して有意差のある群は赤色（紙面では黒線）で表示され，有意差のない群は灰色線で表示される。

図 8.7 多重比較結果の対話型グラフ

以上の結果をまとめて，つぎのように統計結果を記述します。

「定期試験における Class1 ～ 3 の平均点について一元配置分散分析を行った結果，クラスによる効果が有意であった（$F(2, 357) = 9.72$，$p < 0.001$）。多重比較の結果，Class2 は，Class1，Class3 と比べて有意に平均点が低かった（$p < 0.05$）」

分散分析の結果は，p 値とともに F 値と自由度を併記します。F 値と群間の自由度はANOVA 表（図 8.4 あるいは変数 tbl）の「列 -F」「列 -df」「エラー -df」の項に記されています。その後の多重比較の結果は，multcompare の出力 c あるいは対話型グラフ（図 8.7）から結果を読み取ります。

（2）**データに正規性があり，対応のあるデータの場合**　反復測定モデルを考慮した一元配置分散分析を行います。前項（1）の例と同じデータ d1 ～ d3（図 8.3）を用いますが，ここでは同じクラスの学生に対して数学，物理，英語の 3 科目の試験を行ったと仮定して，科目ごとの平均値に差があるのかどうかを検定することを考えてみましょう。

```matlab
1   >> group = {'Math','Physics','English'};
2   >> T = table(d1,d2,d3,'VariableNames',group);
3   >> within = table(group','VariableNames',{'Condition'});
4   >> rm = fitrm(T,'Math-English~1','WithinDesign',within);
5   >> tbl1 = mauchly(rm);                % モークリーの球面性の検定
6   >> if tbl1.pValue < 0.05              % 球面性が棄却された場合
7         tbl2 = epsilon(rm);             % イプシロン調整係数の算出
8         ep = tbl2.GreenhouseGeisser;    % グリーンハウス・ガイザーのイプシロン
9      else clear ep
10     end
11  >> ranovatbl = ranova(rm);
12  >> if exist('ep')
13        df = ranovatbl.DF*ep;
14        disp('Corrected degrees of freedom =');
15        disp(df');
16     end
17  >> mult = multcompare(rm,'Condition');
```

1〜3行目は実験デザインに合わせてデータの配置を行っています。まず反復測定を行った要因の水準 Math, Physics, English をセル配列 group に記述します。2行目ではデータを配置するテーブル「T」を定義し，d1〜d3 を列ベクトルとして入力して，それぞれの列の名前をオプション 'VariableNames' の後に続けて group で指定します。テーブルは通常の MATLAB 変数と同じ構造をしていますが，**図8.8**に示すように列や行に名称を付け，その名称を使ってその後の統計処理の条件を指定できるので便利です。3行目では反復測定を行った要因を記述するテーブル「within」を定義しています。テーブル「within」には，列方向に水準名を入力し（行方向のセル配列 group を転置して列方向に変換していること「group'」に注意），要因名 Condition をオプション 'VariableNames' を用いて記述します。ここまでが終了すると，データテーブル「T」と反復測定デザインのテーブル「within」は図のようになります。

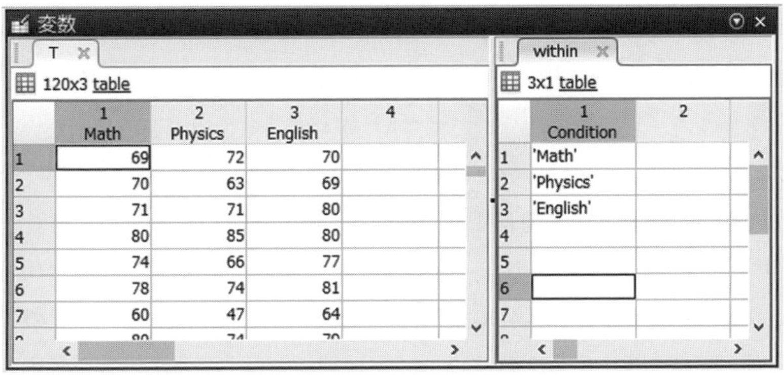

図8.8 分散分析用のデータテーブル「T」と反復測定デザインのテーブル「within」

138 8. MATLAB による統計処理

続く 4 行目で MATLAB 関数 fitrm†を用いて反復測定モデルを作成します。第 1 引数はデータテーブル「T」，第 2 引数が反復測定のモデルの仕様を表す式です。ウィルキンソンの表記法を用いており，Math-English~1 の左辺は，データテーブル「T」のどの範囲が反復測定されたデータであるかを示します。テーブルの各列の名称を使って，「Math から English まで」ということを表す場合には Math-English とハイフンを使って範囲の両端を記述します。右辺は，データが対応のある要因のみの場合には 1 とします（対応のある要因とない要因が存在する 2 要因以上の混合モデルの場合については 8.1 節〔6〕に記述します）。

5 行目ではモークリーの球面性の検定を行い，反復測定による分散分析において被験者内要因の分散が等しいかどうか（どの科目の試験の得点も等分散しているか）を検定します。モークリーの球面性の検定が棄却される場合は自由度の調整が必要となります。tbl1 から検定結果を見ると

```
tbl1 =

     W        ChiStat      DF       pValue
  _____   _____     ___    _____

  0.88058    15.007        2      0.00055127
```

と表示され，p 値（pValue）が 5% 以下となり帰無仮説が否定されているため，今回のデータに関しては調整された自由度の検定結果を参照することになります。自由度の調整にはいくつか方法がありますが，ここではグリーンハウス・ガイザーのイプシロンによる調整を行うこととします。イプシロンを計算しているのが 6 ～ 10 行目です。関数 epsilon の実行によりイプシロン調整係数のテーブル tbl2 を得て，そのうちのグリーンハウス・ガイザー推定によるイプシロン調整係数を変数 ep に入力します。自由度に ep（＜1）を乗じて得た調整済み自由度により分散分析の F 値を計算することになります。

4 行目で計算した反復測定モデル rm を，11 行目で反復測定分散分析の結果を返す関数 ranova に入力することで反復測定分散分析の結果 ranovatbl を得ます（**図 8.9**）。反復測定モデルを考慮した一元配置分散分析では，ANOVA 表は自動的に表示されないので，ワークスペースの出力「ranovatbl」を参照します。被験者内要因が等分散である場合は，1 行目の「(Intercept):Condition」の 5 列目「pValue」で p 値を確認し，あらかじめ設定した危険率（5% など）より下回っている場合，帰無仮説が否定され，「科目ごとの平均値に差があるとはいえない」という結論が導かれます。F 値は 1 行 4 列にある Condition の F 値を参照します。条件と誤差の自由度は 2 列目の「DF」に記述されています。被験者内要因が等分

---

† fitrm は MATLAB のバージョン R2014 以降に追加された関数であるため，それ以前のバージョンでは計算を実行できません。

変数 - ranovatbl

2x8 table

	SumSq	DF	MeanSq	F	pValue	pValueGG	pValueHF	pValueLB
1 (Intercept):Condition	1.0168e+03	2	508.4028	25.1741	1.2093e-10	9.3755e-10	7.3446e-10	1.8531e-06
2 Error(Condition)	4.8065e+03	238	20.1955	1	0.5000	0.5000	0.5000	0.5000

図 8.9　反復測定分散分析の結果の例

散でない（モークリーの球面性の仮定が否定されている）場合には，1 行 6 列の「pValueGG」に示された，グリーンハウス・ガイザーのイプシロンにより自由度が調整された結果の p 値を参照します。今回のデータの場合には 5% よりも小さな値「9.3755e-10」となっているため，帰無仮説が否定されます。調整された自由度 df は，12 ～ 16 行目で計算しています。関数 `disp` を使用して，コマンドウィンドウにも調整された自由度 `df` が表示されます。

最後の 17 行目では多重比較を行っています。対応のある要因の効果を検討するために，`multcompare` の第 2 引数に検討したい要因の名称 `Condition` を指定しています。ANOVA 表と同様に，反復測定モデルを考慮した一元配置分散分析では多重比較の対話型グラフは表示されません。ワークスペースの出力「mult」をダブルクリックして結果を確認します（**図 8.10**）。また条件間の検定結果を 5 列目の「pValue」で確認します。危険率を 5% とすると，「English」と「Physics」の間，「Math」と「Physics」の間に有意な平均得点の差があることが示され，「English」と「Math」の平均得点は統計的に有意な差がないという結論になります。

変数 - mult

6x7 table

	Condition_1	Condition_2	Difference	StdErr	pValue	Lower	Upper
1	'English'	'Math'	1.0000	0.4796	0.0972	-0.1382	2.1382
2	'English'	'Physics'	3.9583	0.5913	3.2049e-09	2.5549	5.3617
3	'Math'	'English'	-1.0000	0.4796	0.0972	-2.1382	0.1382
4	'Math'	'Physics'	2.9583	0.6559	4.5191e-05	1.4017	4.5150
5	'Physics'	'English'	-3.9583	0.5913	3.2049e-09	-5.3617	-2.5549
6	'Physics'	'Math'	-2.9583	0.6559	4.5191e-05	-4.5150	-1.4017

図 8.10　反復測定分散分析後の多重比較結果の例

以上の結果をまとめて，つぎのように統計結果を記述します。

「あるクラスの定期試験における数学，物理，英語の平均点について反復測定モデルを考慮した一元配置分散分析を行った結果，科目による効果が有意であった（F(1.79, 212.61) = 25.17，$p < 0.001$，自由度の調整：グリーンハウス・ガイザーのイプシロン）。

多重比較の結果，物理の平均点は，数学，英語の平均点と比べて有意に低かった（$p < 0.001$）」

対応のない場合と同様に F 値，自由度，p 値を記述します．自由度の調整を行わない場合は，「ranovatbl」の「DF」列に記載されている自由度と，「pValue」列に記載されている p 値を用いて下記のように記述します．

「あるクラスの定期試験における数学，物理，英語の平均点について反復測定モデルを考慮した一元配置分散分析を行った結果，科目による効果が有意であった（$F(2, 238) = 25.17$, $p < 0.001$）．多重比較の結果，物理の平均点は，数学，英語の平均点と比べて有意に低かった（$p < 0.01$）

（3） データに正規性がなく，対応のないデータの場合　中央値が同じ複数の母集団から各標本が抽出されたという帰無仮説を検定するクラスカル・ワリス検定を行います．（2）までの例と同様に架空の試験のスコアデータ（同じ試験に対する3クラスの得点分布）を用いますが，正規性のないデータを含む標本に置き換えて解析を行ってみましょう．

```
%【ノンパラメトリック検定】
>> d1 = data(:,1); % 正規性を示さないデータ data(:,1)
>> d2 = data(:,4)-3;
>> d3 = data(:,5)+1;
>> figure(3); boxplot([d1,d2,d3]);
>> ylabel('Score');
```

正規分布に従うデータでは統計値である各群の平均値と標準誤差を図示しますが，正規分布に従わないデータの場合にはこれらの統計値には意味がないため，中央値と四分位数を図示する箱ひげ図を用いてデータの分布を示します（**図 8.11**）．MATLAB では関数 boxplot を用いることで箱ひげ図が作成でき，箱とひげ（箱から伸びる縦点線），外れ値（＋）でデータの分布を表します．箱の内部の線がデータの中央値を示し，箱の高さの範囲は第一・第三四分位数（データを昇順に並べたときの 25%，75% の値）を表します．ひげの長さは，箱の両端から，四分位範囲（第三四分位数と第一四分位数の差：interquartile range（IQR））の 1.5 倍の範囲を超えない範囲に存在するデータの最大値と最小値の範囲を示します．外れ値はひげの範囲よりも離れて分布するデータ点を示します．図では d2 のデータに 1 点の外れ値があることが確認できます．クラスカル・ワリス検定を行う MATLAB 関数 kruskalwallis を用いて，3 クラスの

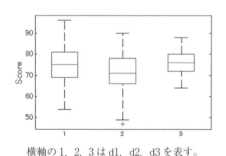

横軸の 1, 2, 3 は d1, d2, d3 を表す．
図 8.11　サンプルデータ各群の箱ひげ図

得点の中央値に統計的な有意差があるかどうかを検定してみましょう。

```
% クラスカル・ワリス検定：対応のないデータの場合
% 帰無仮説：各標本（d1～d3）のデータが同じ分布から派生している
>> group = {'Class1','Class2','Class3'};
>> [p,tbl,stats] = kruskalwallis([d1,d2,d3],group)
```

一元配置分散分析の場合と同様に，コマンドラインに p 値，検定結果の表（**図 8.12**），箱ひげ図が示されます．有意確率 p（あるいは図 8.12 における「確率＞カイ 2 乗」）を確認し，設定した危険率よりも小さい場合には有意差があると判定します．この例では $p = 0.0002$ であるため，「各標本データが同じ中央値を持つとはいえない」という結果になりました．具体的にどの標本間で中央値が異なるかをさらに調べたい場合には，クラスカル・ワリス検定で得られた出力 stats を multcompare 関数に入力して多重比較を行います．

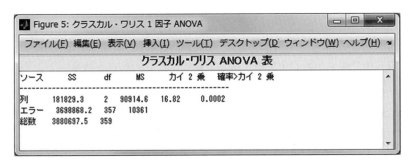

図 8.12 クラスカル・ワリス検定結果表の例

```
>> c = multcompare(stats)
```

上記を実行すると，多重比較の結果を格納した変数 c と，図 8.7 と同様の対話型グラフが表示されます．対応のないデータの一元配置分散分析の場合と同様に，c の 6 行目の p 値または対話型グラフから有意差のある組み合わせを調べると，「Class1 と Class2 （$p = 0.0073$）」「Class2 と Class3 （$p = 0.0003$）」の間に有意差があり，「Class1 と Class3 （$p = 0.6388$）」の間には有意差がないことがわかります．以上をまとめて，つぎのように統計結果を記述します．

「定期試験における Class1～3 の得点の中央値についてクラスカル・ワリス検定を行った結果，クラスによる効果が有意であった（$\chi^2 = 16.82$, $df = 2$, $p = 0.002$）．多重比較の結果，Class2 は，「Class1 と Class3」と比べて有意に平均点が低かった（$p < 0.01$）」

クラスカル・ワリス検定の結果は，統計量であるカイ 2 乗値，自由度（df），有意確率（p）を記述します．

（4） **データに正規性がなく，対応のあるデータの場合**　　反復測定モデルを考慮したノ

142   8. MATLAB による統計処理

ンパラメトリック検定であるフリードマン検定を行います。対応のある一元配置分散分析の場合と同じように，同様のデータ d1 ～ d3（図 8.11）に対して，ここでは同じクラスの学生に対して数学，物理，英語の 3 科目の試験を行い，科目ごとの得点中央値に差があるのかどうかを検定します。

```
% フリードマン検定：対応のあるデータの場合
% 帰無仮説：各標本（d1 ～ d3）のデータが同じ分布から派生している
>> [p,tbl,stats] = friedman([d1,d2,d3],1)
```

フリードマン検定を行う MATLAB 関数 friedman の入力は，第 1 引数をデータ，第 2 引数を 1 サンプル当りの反復数とします。1 人の被験者について，各条件（要因）での計測を 1 回しか行っていない場合は 1 を，n 回行っている場合は n を入力します。クラスカル・ワリス検定の場合と同様に，p 値などの情報と，検定結果の表（図 8.12）が示されます。有意確率 p（あるいは図 8.12 における「確率＞カイ 2 乗」）を確認し，設定した危険率よりも小さい場合には有意差があると判定します。この例では $p = 7.14973e - 05$ と非常に小さい値であり，「科目間で得点が同じ中央値を持つとはいえない」という結果になりました。具体的にどの水準間で中央値が異なるかをさらに調べたい場合には，フリードマン検定で得られた出力 stats を multcompare 関数に入力して多重比較を行います。

```
>> c = multcompare(stats)
```

クラスカル・ワリス検定の場合と同様に，出力された多重比較結果の変数 c から，「列 1（数学）と列 2（物理）」の間と，「列 2（物理）と列 3（英語）」の間の p 値がそれぞれ 5% 以下となり，有意差があることがわかります。統計の結果はつぎのように記述します。

「あるクラスの定期試験における数学，物理，英語の得点の中央値について反復測定モデルを考慮したフリードマン検定を行った結果，科目による効果が有意であった（$\chi^2 = 19.09$, $df = 2$, $p < 0.001$）。多重比較の結果，物理の中央値得点は，数学，英語の中央値得点と比べて有意に低かった（$p < 0.05$）」

〔6〕 **複数の要因を持つデータの平均値の検定**   正規分布と見なせる標本について，2 要因以上の主効果と交互作用を解析する場合には，多元配置分散分析が用いられます。正規分布と見なせない標本における多元配置分散分析に相当する統計処理は存在しないため，要因ごとに 1 要因の解析を行い，実験の目的上要因間の中央値の検定が必要であれば，多重比較法を用いて個別に検討することになります。ここでは，2 要因のパラメトリック検定に的を絞り，「2 要因ともに対応のない標本」「1 要因に対応があり，もう 1 要因には対応のない標本（混合モデル）」「2 要因間に対応のある標本」の場合の二元配置分散分析と多重比較の解析について取り上げます。

（1） 2要因ともに対応のない標本の場合　　例えば，学習方法と，復習方法が試験の成績に与える影響を調べるため，「要因A：新しい学習法と従来の学習法（新・旧）」「要因B：復習の小テストあり・なし」の組み合わせ4種類を，別々のクラスの学生に1学期間適用した際の，試験の成績の違いを比較する，といった場合です．1人の被験者（学生）は，学習法，復習法ともどちらか一つだけを組み合わせた方法しか行っておらず，各要因を組み合わせた群間において対応する（反復測定の）データがない状態です．サンプルデータとして，上記で扱ってきた架空の試験のスコアデータを再度利用します．なお，主効果や交互作用の説明のため，平均点を下記のように変更して使います．

```
>> d1 = data(:,2);    % 要因A（旧学習法），要因B（小テストなし）
>> d2 = data(:,3)+1;  % 要因A（旧学習法），要因B（小テストあり）
>> d3 = data(:,4)+3;  % 要因A（新学習法），要因B（小テストなし）
>> d4 = data(:,5)+6;  % 要因A（新学習法），要因B（小テストあり）
```

群ごとの得点の平均点を**図 8.13** に示します．要因Bを横軸にとり（None：小テストなし，Quiz：小テストあり），異なるマーカーで要因Aの水準を示しています（Old：旧学習法，New：新学習法）．対応のない二元配置分散分析をつぎのように実行します．

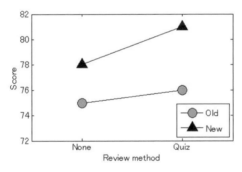

図 8.13　サンプルデータの各群の平均（要因A：学習法 Old/New，要因B：復習法 None/Quiz）

```
1  % 二元配置分散分析：対応のないデータの場合
2  >> y = [d1;d2;d3;d4];
3  >> gA = vertcat(repmat({'Old'},length([d1;d2]),1), ...
      repmat({'New'},length([d3;d4]),1));
4  >> gB = vertcat(repmat({'None'},length(d1),1), ...
      repmat({'Quiz'},length(d2),1),
      repmat({'None'},length(d3),1), ...
      repmat({'Quiz'},length(d4),1));
5  >> [p,tbl,stats] = anovan(y,{gA gB}, ...
6     'model','interaction','varnames',{'gA','gB'})
```

対応のない二元配置分散分析を行うために用いる標本データのベクトル y は，すべてのサンプルを1列に並べます．それぞれの行に対して，要因 gA と要因 gB を定義します．上記で

144　　8.　MATLAB による統計処理

仮定した d1 ～ d4 の定義に従い，3 行目では要因 A の水準 Old と New を，4 行目では要因
B の水準 Quiz と None をそれぞれの行に対して指定しました。関数 vertcat は行列を列
方向に連結する関数です。標本データのベクトル y，要因のセル配列 gA，gB は**図 8.14** の
ように標本数の数と同じ行数を持つ 1 列のベクトルになります。

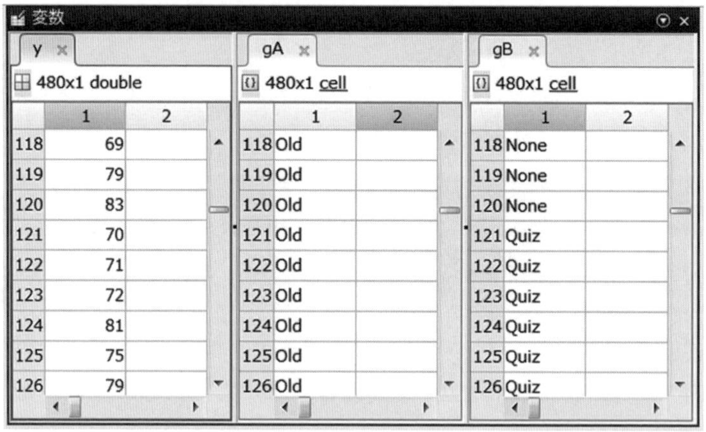

図 8.14　対応のない二元配置分散分析用のデータ y と要因のセル配列 gA，gB

　以上のデータのベクトルと要因の定義を行った後，多元配置（多因子）分散分析を行う関
数 anovan を用いて解析を行います。anovan の第 1 引数は標本データのベクトル，第 2 引
数は統計を行う要因をセル配列でまとめて指定します。第 3，第 4 引数は要因の主効果だけ
ではなく，要因間の交互作用を調べるためのオプション 'model','interaction' を指
定しています。第 5，第 6 引数の 'varnames',{'gA','gB'} オプションは，分散分析表
などに表示される要因の名前を指定しています。分散分析表（**図 8.15**）の有意確率「Prob
＞ F」の部分を確認すると，要因 A，要因 B の主効果（gA，gB）は有意（$p < 0.05$）です
が，要因 A と要因 B の交互作用（gA ＊ gB）は有意ではないことがわかります（$p =$

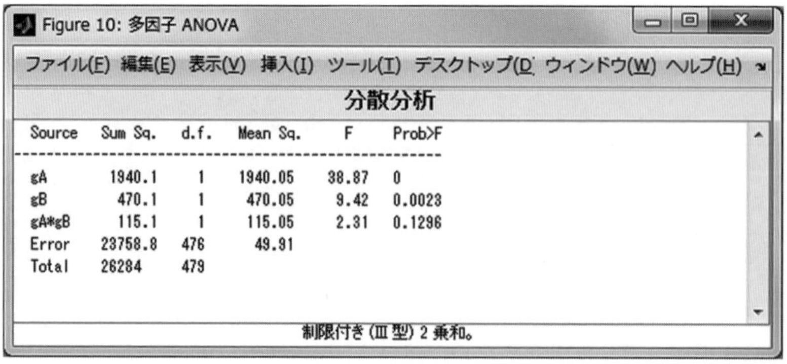

図 8.15　対応のない二元配置分散分析検定結果表の例

8.1 平均値，中央値の差の検定 *145*

$0.129\,6$）。

　主効果のみ有意差があり，交互作用に有意差がない場合は，主効果の要因における多重比較を下記のように行います。

```
% gA の主効果が有意である（p < 0.05）場合
>> c1 = multcompare(stats,'Dimension',1);
% gB の主効果が有意である（p < 0.05）場合
>> c2 = multcompare(stats,'Dimension',2);
```

図 8.7 と同様に多重比較の対話型グラフが表示され，変数 c1，c2 より多重比較の検定結果を得ます。オプションの 'Dimension' は，関数 anovan に入力した要因（gA，gB）に対応しています。交互作用に有意差がない場合は，注目している要因ではない方の要因についての区別はせず，この例で要因 A の多重比較を行う場合には，小テストの有無（要因 B）に関わらず「旧学習法」「新学習法」で標本データをまとめて比較を行います。要因 A についての多重比較（c1）より，旧学習法より新学習法の方が有意に平均点が高いこと，要因 B についての多重比較（c2）より，小テストなしより小テストありの方が有意に平均点が高いことがわかります。変数 c1，c2 において，第 1，第 2 列が比較している要因の水準（c1 の場合第 1 列と第 2 列が 'Old' と 'New' に対応する），第 6 列が多重比較の p 値を示しています。これらの統計表をもとに，統計の結果はつぎのように記述します。

　　「試験の点数に学習法と復習法の違いが与える影響を，二元配置分散分析を用いて検討した結果，学習法（$F(1,476) = 38.87$，$p < 0.001$）と復習法（$F(1,476) = 9.42$，$p = 0.002$）のそれぞれで有意な主効果を認めた。交互作用は認められなかった。主効果についての多重比較を行った結果，学習法については旧学習法より新学習法の方が試験の平均点が高く，復習法については小テストなしより小テストありの方が試験の平均点が高いという結果となった（$p < 0.01$）」

　交互作用が有意である場合については，多重比較をつぎのように行います。この例では交互作用が有意ではありませんが，交互作用が有意であったと仮定して（例えば，gA * gB の F 値が 11.0 で，p 値が 5% 以下であるとした）例を示します。

```
% 交互作用が有意である（p < 0.05）場合
>> c = multcompare(stats,'Dimension',[1,2]);
```

主効果のみ有意な場合と同様に，対話型グラフと多重比較の検定結果が記された変数 c を得ます。**図 8.16**（b）に示すように，変数 c の第 1，第 2 列には要因とその水準が数字で表されていますが，これは要因 gA と要因 gB の組み合わせを表しています。対話型グラフ（図（a））と見比べると理解しやすいですが，数字のインデックス $[1,2,3,4]$ は対話型グラフの縦軸を上から見た順番，すなわち「要因 1 の水準 1 − 要因 2 の水準 1」「要因 1 の水準 2

146   8. MATLABによる統計処理

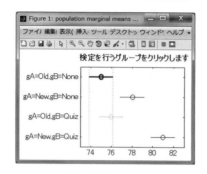
（a）対話型グラフ

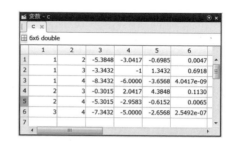
（b）結果の表

図8.16　交互作用が有意な場合の多重比較結果の対話型グラフと結果の表

－要因2の水準1」「要因1の水準1－要因2の水準2」「要因1の水準2－要因2の水準2」と対応しています。変数cの第6列が多重比較のp値を示しています。これらの統計表をもとに，統計の結果はつぎのように記述します。

　「試験の点数に学習法と復習法の違いが与える影響を，二元配置分散分析を用いて検討した結果，学習法（$F(1,476) = 38.87, p < 0.001$）と復習法（$F(1,476) = 9.42, p = 0.002$）のそれぞれで有意な主効果を認めた。有意な交互作用（$F(1,476) = 11.00, p < 0.05$）も認めた。多重比較を行った結果，旧学習法では小テストの有無によって試験の平均点に有意な差は見られなかったが，新学習法では小テストなしに比べ小テストありの方が有意に試験の平均点が向上した（$p < 0.05$）。また，小テストあり・なしのどちらの場合でも，新学習法は旧学習法よりも試験の平均点が有意に高かった（$p < 0.05$）。したがって，新学習法，小テストありの復習法は学習効果を向上させる効果があり，新学習法と小テストを組み合わせるとさらに学習効果が高まるといえる」

〔2〕　1要因に対応があり，もう1要因には対応のない標本（混合モデル）の場合

　例えば，2クラスの学生をそれぞれの学習方法「要因A：新しい学習法と従来の学習法（新・旧）」に振り分け，1学期ずつ「要因B：復習の小テストあり・なし」で学習させ，2回の試験の成績の違いを比較する，といった場合です。1人の被験者（学生）は，学習法はどちらか一つですが，復習法についてあり・なしの2条件を行っており，反復（繰り返し）測定があります。このような場合は，データを配置するテーブル「T」に対応のない要因（要因A）を組み込み，対応のある要因Bは反復測定モデルを考慮した一元配置分散分析（8.1節〔5〕）で行ったように反復測定を行った要因を記述するテーブル「within」として定義し，以下のように解析を行います。

```
1  % 二元配置分散分析：1要因に対応のあるデータの場合
2  >> group = {'Method','None','Quiz'};
3  >> gA = vertcat(repmat({'Old'},120,1),repmat({'New'},120,1)); % 要因A
```

8.1 平均値，中央値の差の検定　　147

```
4  >> T = table(gA,[d1;d3],[d2;d4],'VariableNames',group);
5  >> gB = {'None';'Quiz'}; % 繰り返しのある要因B
6  >> within = table(gB,'VariableNames',{'Review'});
```

2行目で統計を行う群の名称を指定したセル配列 group を作成しています。このとき，対応のない要因A内の水準を記述するための列 'Method' に加えて，対応のある要因Bに対してデータを記述するための 'None','Quiz' の列が定義されていることに注意してください。3行目はデータテーブル「T」の1列目に入力する対応のない要因Aの水準を記述したセル配列 gA を作成しています。4行目で定義するデータテーブル「T」には，gA の各要素に対応するように，行方向にデータを入力します。旧学習法が1〜120行，新学習法が121〜240行に対応するので，復習法「小テストなし 'None'」のデータを第2列に，「小テストあり 'Quiz'」のデータを第3列に配置します。5行目では繰り返しのある要因Bが「'None' と 'Quiz'」であることを定義し，6行目の反復測定を行った要因Bを記述するテーブル「within」に要因名 'Review' として組み込んでいます。ここまでが終了すると，データテーブル「T」と反復測定デザインのテーブル「within」は**図 8.17** のようになります。

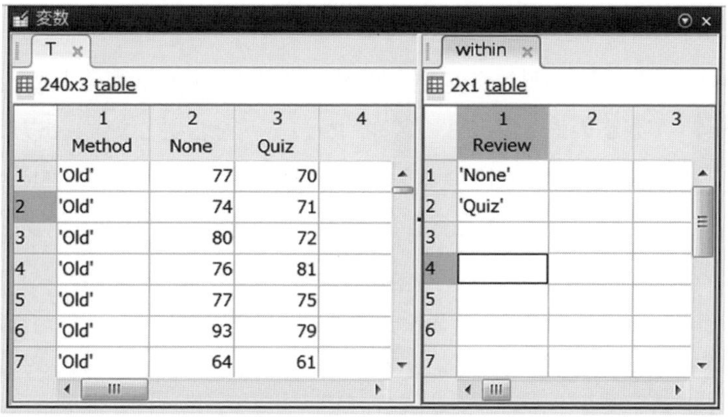

図 8.17　1要因に対応があり，1要因に対応がない分散分析用のデータテーブル「T」と反復測定デザインのテーブル「within」

　その後は1要因の対応のある分散分析の場合と同様に，fitrm, ranova を用いて，以下のように分散分析表を得ます。

```
1  >> rm = fitrm(T,'None-Quiz~Method','WithinDesign',within);
2  >> tbl1 = mauchly(rm);              % モークリーの球面性の検定
3  >> if tbl1.pValue < 0.05           % 球面性が棄却された場合
4       tbl2 = epsilon(rm);           % イプシロン調整係数の算出
5       ep = tbl2.GreenhouseGeisser;  % グリーンハウス・ガイザーのイプシロン
6     else clear ep
7     end
8  >> ranovatbl = ranova(rm,'WithinModel','Review'); % 被験者内要因を指定
9  >> if exist('ep')
```

```
10        df = ranovatbl.DF*ep;
11        disp('Corrected degrees of freedom =');
12        disp(df');
13    end
```

関数 fitrm 内で定義する反復測定のモデル式は 'None-Quiz~Method' とし，反復測定さ
れた対応のある要因 B の水準 'None' と 'Quiz' を左辺に，対応のない要因 A'Method'
を右辺に指定します。オプション 'WithinDesign' を用いて対応のある要因 B を記述し
たテーブル「within」を指定します。1 要因の対応のある分散分析の場合と同様に球面性の
検定も行い，球面性が棄却された場合はグリーンハウス・ガイザーのイプシロンによる自由
度の調整を行うこととします。今回の例を含め，反復測定を行った要因の水準数が 2 である
場合にはつねに球面性の仮定が成り立つため自由度の調整は生じませんが，3 水準以上の
データにも適用できるように，プログラム中では球面性の検定の部分も記述してあります
（水準数が 2 の場合，mauchly 関数による球面性の検定の出力は棄却と出ますが，ep には
1 が入力され，df で表される自由度は変化しません）。関数 exist は，引数に指定された
変数が存在する場合に 1 を返す関数であり，調整係数 ep が存在すれば調整済みの自由度を
計算し，コマンドウィンドウ上に表示します。

　関数 ranova では，主効果と交互作用の統計値を両方確認するため，オプション
'WithinModel' で対応のある要因 B の名称 'Review' を指定します。出力として得られ
る ANOVA 表「ranovatbl」は**図 8.18** のようになります。要因 A（学習法「Method」）の主効
果（F 値・p 値）は「ranovatbl」の 2 行目に，要因 B（復習法「Review」）の主効果は 4 行
目に，要因 A と要因 B の交互作用「Method:Review」は 5 行目に示されています。反復測定
要因の水準数が 3 以上の場合は球面性の検定結果 tbl1 を確認し，球面性が棄却されている
場合には，p 値としてグリーンハウス・ガイザーのイプシロンによる調整を行った第 6 列の
「pValueGG」を利用します。反復測定要因の水準数が 2，あるいは 3 以上で球面性が棄却さ

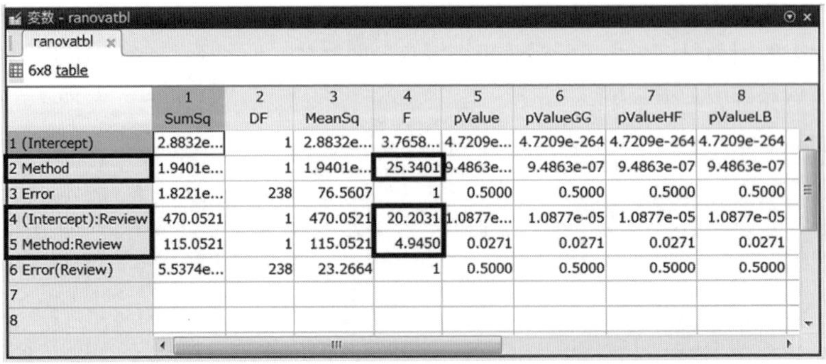

	1 SumSq	2 DF	3 MeanSq	4 F	5 pValue	6 pValueGG	7 pValueHF	8 pValueLB
1 (Intercept)	2.8832e...	1	2.8832e...	3.7658...	4.7209e...	4.7209e-264	4.7209e-264	4.7209e-264
2 Method	1.9401e...	1	1.9401e...	25.3401	9.4863e...	9.4863e-07	9.4863e-07	9.4863e-07
3 Error	1.8221e...	238	76.5607	1	0.5000	0.5000	0.5000	0.5000
4 (Intercept):Review	470.0521	1	470.0521	20.2031	1.0877e...	1.0877e-05	1.0877e-05	1.0877e-05
5 Method:Review	115.0521	1	115.0521	4.9450	0.0271	0.0271	0.0271	0.0271
6 Error(Review)	5.5374e...	238	23.2664	1	0.5000	0.5000	0.5000	0.5000
7								
8								

図 8.18 1 要因に対応があり，1 要因に対応がない分散分析の結果の例

れない場合は，第5列「pValue」の対応する p 値を用いて結果を記載します。今回の例では，学習法，復習法ともに主効果があり，学習法と復習法の交互作用も有意であるという結果になりました。

交互作用が有意である場合には，下位の多重比較を要因ごとに行い，どちらの学習法の条件下で，復習法（小テストあり・なし）の間に変化があったのかという比較がよく行われます。MATLAB では，多重比較の関数 `multcompare` において下記のようにオプションを指定することで要因ごとの多重比較を行うことが可能になります。

```
% 交互作用が有意である場合
>> c1 = multcompare(rm,'Method','By','Review');
>> c2 = multcompare(rm,'Review','By','Method');
```

多重比較の結果のテーブルを**図 8.19** に示します。テーブル「c1（図（a））」が各復習法に対する学習法間の比較，テーブル「c2（図（b））」が各学習法に対する復習法間の比較を示しています。テーブルの第6列に示されている p 値を確認することで，どの水準間に有意差があるかを確認することができます。これらの統計表をもとに，統計の結果はつぎのように記述します。グリーンハウス・ガイザーのイプシロンにより自由度の調整がなされた場合には，分散分析の結果で記述する自由度，p 値が変化する点に注意してください。

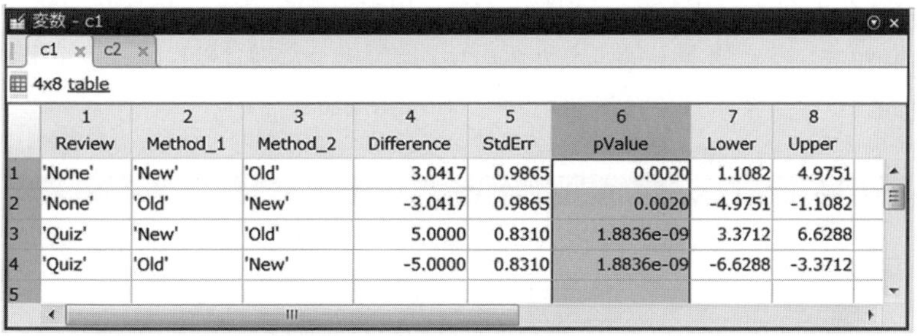

変数 - c1

c1 | c2

4x8 table

	1 Review	2 Method_1	3 Method_2	4 Difference	5 StdErr	6 pValue	7 Lower	8 Upper
1	'None'	'New'	'Old'	3.0417	0.9865	0.0020	1.1082	4.9751
2	'None'	'Old'	'New'	-3.0417	0.9865	0.0020	-4.9751	-1.1082
3	'Quiz'	'New'	'Old'	5.0000	0.8310	1.8836e-09	3.3712	6.6288
4	'Quiz'	'Old'	'New'	-5.0000	0.8310	1.8836e-09	-6.6288	-3.3712
5								

（a） テーブル c1

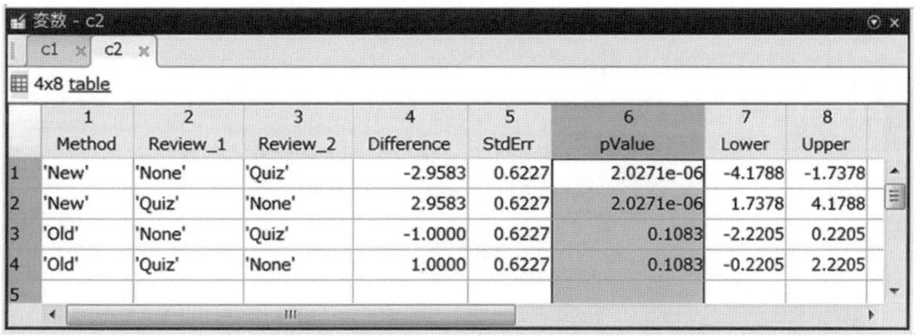

変数 - c2

c1 | c2

4x8 table

	1 Method	2 Review_1	3 Review_2	4 Difference	5 StdErr	6 pValue	7 Lower	8 Upper
1	'New'	'None'	'Quiz'	-2.9583	0.6227	2.0271e-06	-4.1788	-1.7378
2	'New'	'Quiz'	'None'	2.9583	0.6227	2.0271e-06	1.7378	4.1788
3	'Old'	'None'	'Quiz'	-1.0000	0.6227	0.1083	-2.2205	0.2205
4	'Old'	'Quiz'	'None'	1.0000	0.6227	0.1083	-0.2205	2.2205
5								

（b） テーブル c2

図 8.19 1要因に対応があり，1要因に対応がない標本の多重比較の例（分散分析で交互作用が有意であった場合）

「試験の点数に学習法と復習法の違いが与える影響を，1要因（復習法）に反復測定モデルを考慮した二元配置分散分析を用いて検討した結果，学習法（$F(1, 238) = 25.34$, $p < 0.001$）と復習法（$F(1, 238) = 20.20$, $p < 0.001$）のそれぞれで有意な主効果を認めた。有意な交互作用（$F(1, 238) = 4.95$, $p < 0.05$）も認めた。多重比較を行った結果，旧学習法では小テストの有無によって試験の平均点に有意な差は見られなかったが（$p = 0.11$），新学習法では小テストなしに比べ小テストありの方が有意に試験の平均点が向上した（$p < 0.01$）。また，小テストあり・なしのどちらの場合でも，新学習法は旧学習法よりも試験の平均点が有意に高かった（$p < 0.01$）。したがって，新学習法，小テストありの復習法は学習効果を向上させる効果があり，新学習法と小テストを組み合わせるとさらに学習効果が高まるといえる」

交互作用が有意ではなく，主効果のみ有意差がある場合は，主効果の要因における多重比較を multcompare の引数として指定して下記のように行います。

```
% 交互作用が有意でない場合
>> c1 = multcompare(rm,'Method');
>> c2 = multcompare(rm,'Review');
```

検定結果のテーブル「c1」「c2」は図 8.20 のようになり，学習法ならびに復習法の間で有意な平均点の差があることがわかります。交互作用の F 値が有意ではなかったと仮定して（「Method:Review」の F 値が 1.08 で，p 値が 0.245 であった場合の）統計の結果はつぎのように記述します。

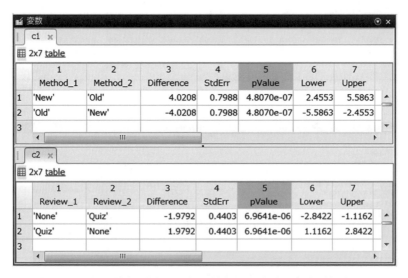

図 8.20　1要因に対応があり，1要因に対応がない標本の多重比較の例
（分散分析で交互作用が有意ではなく，主効果が有意であった場合）

8.1 平均値，中央値の差の検定　　*151*

「試験の点数に学習法と復習法の違いが与える影響を，1 要因（復習法）に反復測定モデルを考慮した二元配置分散分析を用いて検討した結果，学習法（$F(1, 238) = 25.34$, $p < 0.001$）と復習法（$F(1, 238) = 20.20$, $p = 0.002$）のそれぞれで有意な主効果を認めた。交互作用は認められなかった（$F(1, 238) = 1.08$, $p = 0.245$）。主効果についての多重比較を行った結果，学習法については旧学習法より新学習法の方が試験の平均点が高く，復習法については小テストなしより小テストありの方が試験の平均点が高いという結果となった（$p < 0.01$）」

（3）　2 要因間に対応のある標本の場合　　例えば，1 クラスの学生を 1 学期間ずつ，要因 A と要因 B の組み合わせで学習させ（第 1 学期は旧学習法・復習小テストなし，第 2 学期は旧学習法・小テストあり，第 3 学期は新学習法・小テストなし，第 4 学期は新学習法・小テストあり），4 回の試験の成績を比較するという場合です。1 人の被験者（学生）は，どちらの学習法，復習法においても対応する試験の成績があり，反復（繰り返し）測定を行っています。このような場合は，データテーブル「T」の各列に，2 条件をそれぞれ組み合わせた場合のデータを記述します（**図 8.21**）。この場合では学習法が 2 通り，復習法が 2 通りあるので 2 × 2 = 4 列のテーブルになり，テーブルの行方向に並ぶ数値が，反復測定を行った同一被験者から取得したデータとなります。反復測定を行った要因を記述するテーブル「within」には，テーブル「T」の各列における二つの要因 gA，gB の組み合わせについて，要因 A を学習法 'Method'，要因 B を復習法 'Review' として記述します。

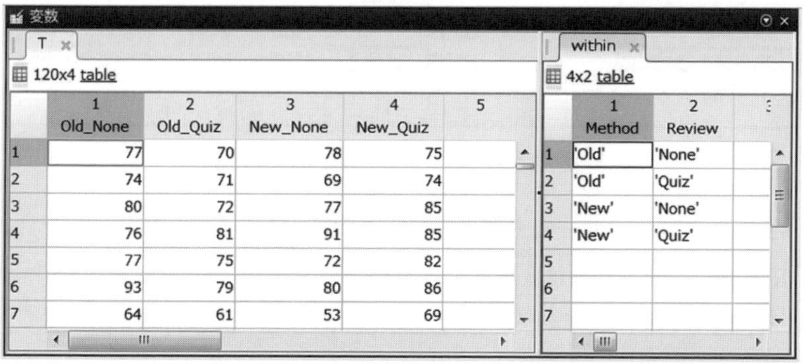

図 8.21　2 要因に対応がある分散分析用のデータテーブル「T」と反復測定デザインのテーブル「within」

```
1   % 二元配置分散分析：2 要因に対応のあるデータの場合
2   >> group = {'Old_None','Old_Quiz','New_None','New_Quiz'};
3   >> T = table(d1,d2,d3,d4,'VariableNames',group);
4   >> gA = vertcat(repmat({'Old'},2,1),repmat({'New'},2,1)); % 要因 A
5   >> gB = {'None';'Quiz';'None';'Quiz'};                    % 要因 B
6   >> within = table(gA,gB,'VariableNames',{'Method','Review'});
7                                      % 要因 A，B ともに対応がある
```

152　　8.　MATLAB による統計処理

```
 8   >> rm = fitrm(T,'Old_None-New_Quiz~1','WithinDesign',within);
 9   >> tbl1 = mauchly(rm);              % モークリーの球面性の検定
10   >> if tbl1.pValue < 0.05            % 球面性が棄却された場合
11        tbl2 = epsilon(rm);            % イプシロン調整係数の算出
12        ep = tbl2.GreenhouseGeisser;   % グリーンハウス・ガイザーのイプシロン
13      else clear ep
14      end
15   >> ranovatbl = ranova(rm,'WithinModel','Method*Review');
16   >> if exist('ep')
17        df = ranovatbl.DF*ep;
18        disp('Corrected degrees of freedom =');
19        disp(df);
20      end
```

あとはこれまでの反復測定分散分析の例と同様に，関数 fitrm で反復測定モデルを作成します。反復測定されたすべてのデータ Old_None-New_Quiz を左辺に配置し，右辺は 1 とします。水準が 2 より多い場合はモークリーの球面性の検定を行い，球面性が棄却された場合は df で示される調整自由度を使用します。関数 ranova による反復測定分散分析の結果を ranovatbl で確認します（**図 8.22**）。

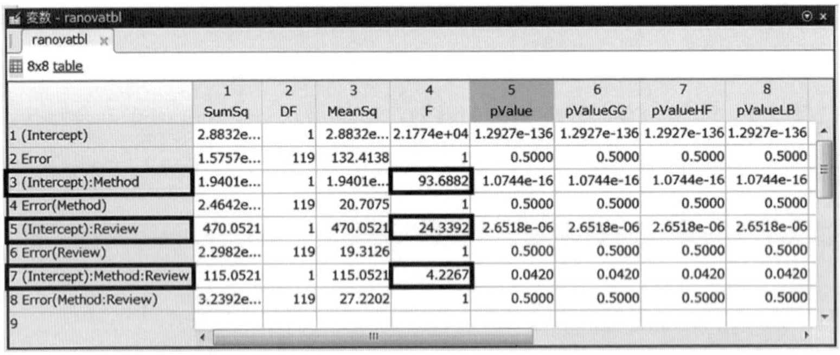

図 8.22　2 要因に対応がある分散分析の結果の例

　要因 A（学習法「'Method'」）の主効果（F 値・p 値）は「ranovatbl」の 3 行目に，要因 B（復習法「'Review'」）の主効果は 5 行目に，要因 A と要因 B の交互作用「Method:Review」は 7 行目に示されています。球面性の検定の結果に応じて，第 5 列の「pValue」あるいは第 6 列の調整済み自由度「pValueGG」を用います。今回の例では，学習法，復習法ともに主効果があり（$p < 0.001$），学習法と復習法の交互作用も有意である（$p = 0.04$）という結果になりました。

　多重比較は，上に述べた 1 要因に対応があり，1 要因に対応のない分散分析の場合と同様に行います。結果の確認方法も同様です。

```
% 交互作用が有意である場合
>> c1 = multcompare(rm,'Method','By','Review');
```

```
>> c2 = multcompare(rm,'Review','By','Method');
% 交互作用が有意でない場合
>> c1 = multcompare(rm,'Method');
>> c2 = multcompare(rm,'Review');
```

今回の結果について交互作用が有意である場合のテーブル c1，c2 を確認すると，旧学習法の小テストあり・なしの間以外は，すべての要因・水準間の組み合わせに有意差があることがわかります（**図 8.23**）。これらの統計表をもとに，統計の結果はつぎのように記述します。

変数

c1

4x8 table

	1 Review	2 Method_1	3 Method_2	4 Difference	5 StdErr	6 pValue	7 Lower	8 Upper
1	'None'	'New'	'Old'	3.0417	0.7542	9.7636e-05	1.5483	4.5351
2	'None'	'Old'	'New'	-3.0417	0.7542	9.7636e-05	-4.5351	-1.5483
3	'Quiz'	'New'	'Old'	5.0000	0.4796	1.0596e-10	4.0504	5.9496
4	'Quiz'	'Old'	'New'	-5.0000	0.4796	1.0596e-10	-5.9496	-4.0504
5								

c2

4x8 table

	1 Method	2 Review_1	3 Review_2	4 Difference	5 StdErr	6 pValue	7 Lower	8 Upper
1	'New'	'None'	'Quiz'	-2.9583	0.5913	1.9701e-06	-4.1292	-1.7875
2	'New'	'Quiz'	'None'	2.9583	0.5913	1.9701e-06	1.7875	4.1292
3	'Old'	'None'	'Quiz'	-1.0000	0.6526	0.1281	-2.2922	0.2922
4	'Old'	'Quiz'	'None'	1.0000	0.6526	0.1281	-0.2922	2.2922
5								

図 8.23　2 要因に対応がある標本の多重比較の例（分散分析で交互作用が有意であった場合）

「試験の点数に学習法と復習法の違いが与える影響を，2 要因に反復測定モデルを考慮した二元配置分散分析を用いて検討した結果，学習法（$F(1, 119) = 93.69$，$p < 0.001$）と復習法（$F(1, 119) = 24.34$，$p < 0.001$）のそれぞれで有意な主効果を認めた。有意な交互作用（$F(1, 119) = 4.23$，$p < 0.05$）も認めた。多重比較を行った結果，旧学習法では小テストのあり・なしによって試験の平均点に有意な差は見られなかったが（$p = 0.13$），新学習法では小テストなしに比べ小テストありの方が有意に試験の平均点が向上した（$p < 0.01$）。また，小テストあり・なしのどちらの場合でも，新学習法は旧学習法よりも試験の平均点が有意に高かった（$p < 0.01$）。したがって，新学習法，小テストありの復習法は学習効果を向上させる効果があり，新学習法と小テストを組み合わせるとさらに学習効果が高まるといえる」

8.2 相関解析

相関関係とは，二つのデータの間に「片方が増えると，もう片方が増える（あるいは減る）」というようにたがいに関係し合っていることを示します．例えば体格についてのデータを取得して，「身長が高い人は体重も重い」という相関関係を示したいときに，$-1 \sim 1$ の数値で表される相関係数を計算して，相関関係の強さを示します．1 に近いほど正の相関（A が増えれば B も増える），-1 に近いほど負の相関（A が増えると B は減る）があり，0 の場合には無相関と解釈されます．また，相関の解析では相関係数だけではなく，「ランダムに分布する母集団からデータを取り出してきたときに，偶然同じぐらいの相関係数が得られる」という帰無仮説を棄却することで，「偶然ではなかなか得られない相関係数を得た」≒「二つのデータには相関関係がないとはいえない」と判断するための無相関検定も行われます．

相関係数の算出と無相関検定の p 値は，MATLAB では corr 関数を用いて求めることができます．標本データについては，8.1 節〔2〕と同様に正規性の検定を行い，両者が正規分布と見なせる場合にはピアソンの積率相関を，どちらか，あるいは両者が正規分布と見なせない場合にはスピアマンの順位相関を計算します．架空の試験得点のデータを再度利用して，標本間に相関があるかを検定します．

```
1  % 【パラメトリック検定】
2  % 正規分布と見なせるデータ data(:,2:3)
3  >> d1 = data(:,2);
4  >> d2 = data(:,3);
5  >> figure; plot(d1,d2,'ko');
6  >> xlabel('d1'),ylabel('d2');
7  >> [r,p] = corr(d1,d2,'type','Pearson')
```

ピアソン相関係数は $r = 0.4825$，無相関検定の p 値は $p = 2.4058\text{e-}08$ と求められました．相関係数は 0.7 以上で強い相関，0.4 以上 0.7 以下で中程度の相関，0.2 以上 0.4 以下で弱い相関と考えられます．結果は「変数間に有意で中程度の相関（$r = 0.483$, $p < 0.001$）が得られた」というように記述します．

```
1  % 【ノンパラメトリック検定】
2  % 正規分布ではないデータ data(:,1) と正規分布と見なせるデータ data(:,4)
3  >> d1 = data(:,1);
4  >> d2 = data(:,4);
5  >> figure; plot(d1,d2,'ko');
6  >> xlabel('d1'),ylabel('d2');
7  >> [r,p] = corr(d1,d2,'type','Spearman')
```

スピアマンの相関係数は $r = 0.3924$, 無相関検定の p 値は $p = 9.2895\text{e-}06$ と求められました。この場合の結果はピアソン相関のときと同じように,「変数間に有意で中程度の相関 ($r = 0.3924$, $p < 0.001$) が得られた」というように記述します。

8.3 標本サイズと検出力検定

〔1〕**標本サイズの推定**　予備実験により得られた標本の分布をもとに, 必要とされる検定力で有意な差を見るためのサンプルサイズの決定を行うために, MATLAB 関数の sampsizepwr を使用することができます。ここでは, 1 標本 t 検定の場合を考え, 実験群のデータの平均値と標準偏差が, 対照とする値に対して, 一般的に十分な検定力の基準とされる 0.8 で統計的に有意な差を得るために必要なサンプルサイズを推定します。

```
%% 8.3[1] 標本サイズの推定
>> d1 = data(:,2);
>> disp([mean(d1),std(d1)]);
```

試験の得点データを用います。関数 mean と std を用いて, 計測されたデータ d1 の平均値と標準偏差を計算すると, 平均が 74.99 点, 標準偏差が 6.54 点となります。この標本の分布に対して,「試験の平均点は 50 点である」という帰無仮説を, 検定力 0.8 で棄却するのに必要なサンプルサイズ nout を求める場合は下記のように計算します。

```
>> nout = sampsizepwr('t',[mean(d1),std(d1)],50,0.8)
nout =
     3
```

第 1 引数には検定の種類（1 標本 t 検定の場合 't'）, 第 2 引数には標本の平均と標準偏差からなるベクトルを与えます。第 3 引数は対立仮説における平均値の値（この場合は平均が 50 点とはいえない）を入力し, 第 4 引数は必要な検定力を入力します。その結果, 標本 d1 の平均値が 50 点であるという帰無仮説を検定力 0.8 で否定するために必要なサンプルサイズは 3 例でよいという結果になりました。では, 対立仮説をより標本平均に近い「平均が 73 点とはいえない」に変更して, 必要なサンプルサイズを計算するとどうなるでしょうか。

```
>> nout = sampsizepwr('t',[mean(d1),std(d1)],73,0.8)
nout =
     87
```

サンプルサイズは 87 まで増加しました。差を見たい平均値が近いほど, 多くのサンプルサイズが必要になることがわかります。2 群の比較の場合は, 第 1 引数の検定の種類として

156   8. MATLAB による統計処理

't2'† (対応のない2標本t検定の場合) あるいは 't' (対応のある2標本t検定の場合) を指定し,第2引数に最初の群の平均・標準偏差を与え,第3引数にもう一つの群の平均値を指定します。

〔2〕**検　出　力**　　実験データを取得し,行った仮説検定の検定力を求める場合にも,sampsizepwr を用いることができます。〔1〕で指定した検定力の部分を空行列とし,さらに標本のサンプルサイズを入力することで,対立仮説「平均が73点とはいえない」に対する検定力を計算してみましょう。

```
%% 8.3[2] 検出力
>> pwrout = sampsizepwr('t',[mean(d1),std(d1)],73,[],120)
pwrout =
    0.9112
```

第5引数に本章で用いた試験の得点データのサンプルサイズである120を入力し,第4引数の検定力の部分を空行列とすると,sampsizepwr の出力は検出力となり,0.9112という値を得ました。十分な検定力があると判断できます。仮に,サンプルサイズが20である場合には

```
>> pwrout = sampsizepwr('t',[mean(d1),std(d1)],73,[],20)
pwrout =
    0.2530
```

となり,検定力は0.2530まで低下します。データの取得後にサンプルサイズが十分であったかを確認するために,検定力検定は有用です。〔1〕と同様に,2群の比較の場合は,第1引数の検定の種類として 't2' (対応のない2標本t検定の場合) あるいは 't' (対応のある2標本t検定の場合) を指定して行います。

---

　†　sampsizepwr の testtype オプション 't2' は,R2015a 以降のバージョンで使用可能です。

8章で学習した MATLAB コマンド一覧

lillietest(x)	ベクトル x のデータが正規分布に従うという帰無仮説をリリーフォース検定に基づいて判定する。[h,p] = lillietest(x) の形で使用し，帰無仮説が有意水準 5% で棄却された場合に h = 1，それ以外の場合に h = 0 を返す。p は p 値を表す。
ttest(x,y)	**入力引数が x のみの場合**（ttest(x)）：1 標本 t 検定に基づき，「ベクトル x のデータは平均が 0 で分散が未知の正規分布から得られた」という帰無仮説の検定結果を返す。 **入力引数が (x,y) で y がスカラーの場合**：1 標本 t 検定に基づき，「ベクトル x のデータは平均が y で分散が未知の正規分布から得られた」という帰無仮説の検定結果を返す。 **入力引数が (x,y) で y が x と同じサイズのベクトルである場合**：2 標本 t 検定に基づき，「ベクトル x-y のデータは平均が 0 で分散が未知の正規分布から得られた」という帰無仮説の検定結果を返す。すなわち 2 群の対応のある t 検定の結果となる。 いずれの場合も [h,p]=ttest(x,y) の形で使用し，帰無仮説が有意水準 5% で棄却された場合に h = 1，それ以外の場合に h = 0 を返す。p は有意確率（p 値）を表す。
signrank(x,y)	ウィルコクソン符号付き順位検定を用いた，正規分布を仮定しない標本に対する 1 標本の中央値の検定ならびに対応のある 2 標本の中央値の検定を行う。使用方法は ttest と同様であるが，[p,h] = signrank(x,y) として使用し，ttest とは検定結果の論理値 h，検定の p 値の順番が逆に出力されることに注意。
vartest2(x,y)	ベクトル x と y の標本の母集団は同じ分散を持つ正規分布であるという帰無仮説を 2 標本 F 検定に基づいて判定する。[h,p] = vartest2(x,y) の形で使用し，帰無仮説が有意水準 5% で棄却された場合に h = 1，それ以外の場合に h = 0 を返す。p は有意確率（p 値）を表す。
ttest2(x,y)	ベクトル x と y の標本が等しい平均を持つ正規分布から派生しているという帰無仮説を 2 標本 t 検定に基づいて判定する。[h,p] = ttest2(x,y) の形で使用し，帰無仮説が有意水準 5% で棄却された場合に h = 1，それ以外の場合に h = 0 を返す。p は有意確率（p 値）を表す。標本が等分散ではない場合には，ttest2(x,y,'Vartype','unequal') のオプションを指定して，等分散性を仮定しない検定を行う。
ranksum(x,y)	ベクトル x と y の標本が等しい中央値を持つ分布から派生しているという帰無仮説をウィルコクソン順位和検定に基づいて判定する。[p,h] = ranksum(x,y) の形で使用し，帰無仮説が有意水準 5% で棄却された場合に h = 1，それ以外の場合に h = 0 を返す。p は有意確率（p 値）を表す。
bar(x,y)	x で指定された位置に，y の各要素の大きさを 1 本のバーで表す棒グラフを作成する。y が行列の場合はグループ化された棒グラフを作成する。 bar(x,y,width) は，width に 0 ～ 1 の値を入力することでバーの幅を調整する。1 の場合，隙間なくバーが配置される。
errorbar(x,y,err)	(x,y) で指定された位置にラインプロットを作成し，各データ点の正負両方向に err の大きさを持つエラーバーを表示する。(x,y,err) の後にオプションを入力して誤差範囲の表示方向（左右・上下），ラインスタイル，マーカー記号，色などを指定できる。(x,y,err,'LineStyle','none') と指定すると，ラインプロットを削除し，エラーバーのみを表示する。本文の例では bar 関数で描画した棒グラフの上にエラーバーを重ね合わせている。

158　8.　MATLAB による統計処理

（つづき）

anova1(y,group)	データ y に対する一元配置（1 要因，1 因子ともいう）分散分析を行う。[p,tbl,stats] = anova1(y,group) の形で使用し，p に分散分析の有意確率，tbl に ANOVA の結果（ANOVA 表），stats に多重比較のための統計情報を出力する。入力引数 group は y と同じ列数を持ち，各群の名称を表すグループ化変数である。
multcompare(stats) multcompare(rm,var)	分散分析（anova1, anovan），フリードマン検定，クラスカル・ワリス検定の結果を保持した構造体データ stats を用いて，各群同士の多重比較検定の結果の行列を返す。同時に各群の多重比較結果の対話型グラフも表示する。多重比較には規定のテューキー HSD 法が既定値として用いられるが，オプションで指定することによりボンフェローニ法やフィッシャー LSD 法なども用いることができる。多要因の分散分析の結果を多重比較する場合は，multcompare(stats,'Dimension',n) のように記述して第 n 要因に関する多重比較を行うことができる。交互作用がある場合には n = [1,2] のように要因のベクトルを入力すると要因間の多重比較を行うことができる。反復測定モデルの場合は，multcompare(rm,var) と入力し，rm には fitrm で作成した反復測定モデルを，var には多重比較を行う要因の名称を入力する。
table(v1,v2,···,vn)	ワークスペースの変数を使って表（テーブル）を作成する。表の中身の数値となる変数 v1, v2, ..., vn はすべて同じ行数を持つようにし，表にしたい順番で記述する。作成したテーブルの各行や各列に名前を付けることができる。列に名前を付ける場合は，各列の名称をセル配列 group に記述しておき，table(v1,v2,'VariableNames',group) のように指定する。行に名前を付ける場合は 'VariableNames' の代わりに 'RowNames' を指定する。
fitrm(t,modelspec)	rm = fitrm(t,modelspec) の形で使用し，テーブルあるいはデータの集合 t を用いて，modelspec で表される反復測定モデル rm を返す。modelspec には，'y1-y4~1' のように，反復測定したデータを「~」の左辺に指定する。テーブルを使用する場合，テーブルの各列の名称を用いて範囲を指定できる。テーブルの連続した範囲を使用する場合，「y1-y4」のように「-」で範囲の両端を指定する。右辺は混合モデルではない場合（対応のある要因とない要因が混ざっている場合）は 1，混合モデルの場合は対応のない要因の名称を指定する。混合モデルか否かによってデータテーブルの作成方法が異なる（詳細は 8.1 節〔5〕，〔6〕を参照のこと）。被験者内要因を検討する場合（1 人の被験者が時間 t1, t2, t3 で測定を行い，時間経過による測定値の違いを見たいときなど）は，被験者内要因を列方向に指定したテーブル「within」を用意しておき（例：within = table({'t1';'t2';'t3'})），被験者内仮説を指定するオプション「'WithinDesign',within」を追加する。被験者内要因が複数ある場合は，「within」は複数列のテーブルとする。
mauchly(rm)	tbl = mauchly(rm) の形で使用し，反復測定モデル rm に対するモークリーの球面性の検定の結果を返す。
epsilon(rm)	tbl = epsilon(rm) の形で使用し，反復測定モデル rm に対するイプシロン調整係数をテーブル「tbl」に返す。調整なし値（1），グリーンハウス・ガイザー推定，ヒューン・フェルト推定，p 値の下限による調整値が出力される。
ranova(rm)	fitrm 関数により作成された反復測定モデル rm を使用して反復測定分散分析の結果を返す。2 要因以上の実験デザインの場合は，被験者内要因をオプション 'WithinModel' として追加する（詳細は 8.1 節〔6〕を参照のこと）。
boxplot(x)	データ x の箱ひげ図を作成する。x が行列のときは各列について箱ひげ図を描画する。箱の中央の線が中央値，箱の上下の線が第一四分位数と第三四分位数を表す。ひげの長さはデフォルトでは四分位範囲の 1.5 倍で描かれ，その範囲を超えて分布するデータは外れ値（+）として示される。

8章で学習した MATLAB コマンド一覧　　*159*

（つづき）

kruskalwallis(x, group)	対応のない1要因で3水準以上のデータ x に対して中央値の検定（クラスカル・ワリス検定）を行う。[p,tbl,stats] = kruskalwallis(x, group) の形で使用し，p に分散分析の有意確率，tbl に検定結果，stats に多重比較のための統計情報を出力する。入力引数 group は x と同じ列数を持ち，各群の名称を表すグループ化変数である。グループ化変数でデータに対応する水準が指定されていれば，n 個のデータを $1 \times n$ の形で行方向に並べても，各水準のデータを $a \times b$ の形で（$a \times b = n$）各列に配置してもよい。
friedman(x,reps)	対応のある3群以上のデータ x に対して中央値の検定（フリードマン検定）を行う。[p,tbl,stats] = friedman(x,reps) の形で使用し，p に分散分析の有意確率，tbl に検定結果，stats に多重比較のための統計情報を出力する。x は列方向に同水準の標本データを配置した行列として入力する。reps は群内での反復数を表す。例えば各教科の試験を1人につき5回行い，n 人のデータを検定するときには該当する列に $5 \times n$ 個のデータを用意し，反復数 reps は「5」とする。
vertcat(A1,···, An)	行列 A1 〜 An を列方向に連結する。連結する行列の列数はすべて同じである必要がある。
anovan(x,y)	多元配置分散分析を行う。[p,tbl,stats] = anovan(x,y) の形で用い，p に分散分析の有意確率，tbl に検定結果，stats に多重比較のための統計情報を出力する。
exist(name)	文字列 name に当てはまるワークスペースの変数，ファイル，フォルダー，クラスなどの存在を返す関数。戻り値が0のときは name に相当する変数やファイルなどが存在しないことを示す。ワークスペースの変数の場合は1，ファイル名の場合は2など，name の種類を数値として返す。
corr(x,y)	データ x とデータ y の線形相関あるいは順位相関を返す。[r,p] = corr(X,Y,'name',value) の形で用い，オプション name には相関係数の種類（'Type'：'Pearson'，'Spearman'）などを指定することができる。
sampsizepwr(testtype,p0,p1,pwr,n)	正規分布と見なせる標本データの検定について，標本サイズと検定の検出力を解析する。sampsizepwr(testtype,p0,p1,pwr,n) の順番で記述し，testtype には，1標本 t 検定あるいは対応のある2標本 t 検定の場合には 't' を，対応のない2標本 t 検定の場合には 't2' を選択する。p0 には，帰無仮説における平均 mu0，標準偏差 sigma0 からなる [mu0,sigma0] を入力する。対応のない2標本 t 検定の場合には最初の標本の平均と標準偏差を p0 に入力する。p1 は対立仮説における平均値の値（対応のない2標本 t 検定の場合には2番の標本の平均値）を指定する。pwr は検定の検出力であり，既定値は 0.9 である。 検出力を求めたい場合には pwr 部分を空行列 [ ] にして pwrout = sampsizepwr(testtype,p0,p1,[],n) の形で入力する。 ある検出力 pwr を満たすための標本サイズを得たい場合には nout = sampsizepwr(testtype,p0,p1,pwr) の形で用いる。

付　　　録

A.1　EEGLAB のインストール

1. EEGLAB のホームページ https://sccn.ucsd.edu/eeglab/index.php（2018 年 3 月現在）より EEGLAB をダウンロードし，適当な場所に解凍します。
2. コマンドウィンドウで addpath コマンドを使用し，MATLAB の検索パスに EEGLAB フォルダーを指定します（「パスを通す」といいます）。

　　例：>> addpath(genpath('C:¥Users¥user1¥MATLAB¥eeglab14_0_2_6b'));

　検索パスとは，コマンドラインから打ち込んで使う関数やプログラムが保存されているフォルダー（パス）のことです。EEGLAB の関数群が格納されているフォルダーにパスを通しておくことによって，データなどが格納されているコンピュータのほかの場所からも EEGLAB の関数を使えるようになります。addpath の直後の genpath は，指定したフォルダーの下層のフォルダーにある関数もすべて検索パスに加えるという意味です。

　コマンドウィンドウから addpath コマンドを使用するほかにも，「ホーム」→「環境」→「パスの設定」→「フォルダーを追加...」（あるいは「サブフォルダーも追加...」）→「閉じる」の操作を行うことでもパスを通すことができるようになります（**図 A.1**）。

　EEGLAB はそれ自体で脳波データのさまざまな解析が行える統合的なツールボックスです。解析についての成書[25]も出ていますので，興味のある方は参考にしてください。

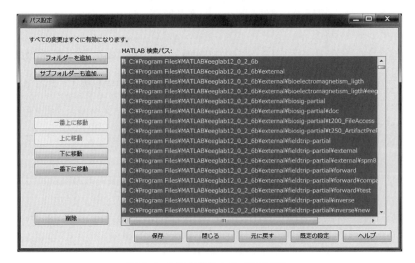

図 A.1　GUI 操作によるパスの設定

A.2　加算平均回数と S/N

信号ノイズ比（signal to noise ratio：S/N）とは，計測したい信号成分 S の強度と，ノイズ成分 N の強度の比率 S/N です．値が高いほどノイズが少なく品質のよいデータであることを表しています．通信分野などでは強度（振幅値）を 2 乗したパワー値や，デシベル表示を用いて S/N を表すこともありますが，ここでは誘発電位の解析における S/N として，注目している信号の最大振幅値と，ノイズ（信号以外の成分）の最大振幅値の単純比率を使用して考えます．

図 A.2（a）が現在着目している誘発反応で，その中の最も大きい陰性のピークを信号であるとします．実際の計測には必ずノイズが混入します．いま，ノイズの性質は正規分布に従うホワイトノイズ（図（b））であると仮定して，S/N をつぎのように定義します．

$$\frac{S}{N} = \frac{信号 S の最大振幅}{ノイズ N の最大振幅} \simeq \frac{信号 S の最大振幅}{3 \times ノイズ N の標準偏差 \sigma} \tag{A.1}$$

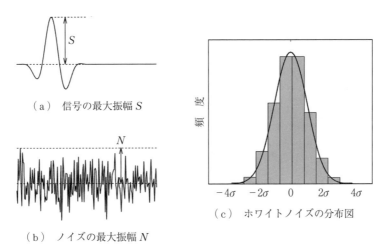

（a）　信号の最大振幅 S

（b）　ノイズの最大振幅 N

（c）　ホワイトノイズの分布図

図 A.2　S/N の計算における信号成分とノイズ成分の模式図

生体計測データの解析では，ノイズ成分の最大振幅は信号成分が存在しない時間帯のデータを抽出して（例えば誘発反応であれば，刺激提示前の 500 ms 間など），その最大値を求めることで計算できます．ただし，動きによるノイズなど，実際の生体データでは突発的に大きな振幅のノイズが混入することもあるため，最大値で計算をするとこうした大きな外れ値に引っ張られて本来の S/N を計算できなくなる場合があります．そこで，ノイズ成分の標準偏差 σ の 3 倍の値をノイズ振幅とする方法も用いられます．ノイズが正規分布であると見なすとき，$\pm 3\sigma$ の範囲に全体の分布の 99.7% が含まれるため，3σ をノイズの最大振幅と見なすという考え方です（図（c））．S/N を変化させた計測値のシミュレーションを**図 A.3** に示します．

N 回の加算平均によりノイズが $1/\sqrt{N}$ 倍となる理由は，上記のノイズの標準偏差を使ったノイズ振幅の考え方を使うとよくわかります．いま，信号強度を s とし，試行を繰り返してもその強度は不変とします．ノイズの振幅 n は正規分布に従うものとし，試行ごとに値 $n_1, n_2, \cdots$ をとるものとします．N 回の試行を繰り返して加算平均処理を行うと，得られる信号の強度は下記のように表す

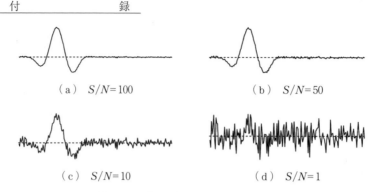

図 A.3　S/N の変化に応じた波形の変化

ことができます．

$$\frac{N \cdot s + n_1 + n_2 + \cdots + n_k}{N} = s + \frac{n_1}{N} + \frac{n_2}{N} + \cdots + \frac{n_N}{N} \tag{A.2}$$

各試行のノイズ成分 $n_1, n_2, \cdots$ の分散は σ^2 であることから，式（A.2）の各ノイズ成分 $n_1/N, n_2/N, \cdots, n_N/N$ の分散は，分散に関する公式 $Var[aX] = a^2 Var[X]$ より，$\sigma^2/N^2, \sigma^2/N^2, \cdots, \sigma^2/N^2$ となります．また，確率変数の和の分散は，今回のようにホワイトノイズを仮定して共分散が 0 と見なせる場合，すべてのノイズ成分の分散の和と等しくなります（$Var[X+Y] = V(X) + V(Y) + 2Cov(X, Y)$）．したがって，このノイズ成分の和の分散は $\sigma^2/N^2 + \sigma^2/N^2 + \cdots + \sigma^2/N^2 = N\sigma^2/N^2 = \sigma^2/N$，標準偏差は $\sigma/\sqrt{N}$ となり，加算平均波形ではノイズ成分の大きさが $1/\sqrt{N}$ 倍となることがわかります．

A.3　SPM のインストール

1. SPM のホームページ http://www.fil.ion.ucl.ac.uk/spm/（2018 年 3 月現在）より SPM をダウンロードし，適当な場所に解凍します．SPM は無料のツールボックスですが，ダウンロードをするためには有効なメールアドレスの登録が必要です．
2. コマンドウィンドウで addpath コマンドを使用し，MATLAB の検索パスに SPM フォルダーを指定します（「パスを通す」といいます）．

    例：`>> addpath(genpath('C:\Users\user1\MATLAB\spm8'));`

7.2 節〔7〕に示した spm_hrf 関数のみを使用する場合には，SPM のバージョンはリリースされているどのバージョンでも構いません．ただし 2018 年 3 月現在で最新版の「SPM12」は，最新バージョンの MATLAB である「R2017a」に対応していますが，もし一つ前のバージョンである「SPM8」を利用する場合には，MATLAB が対応しているのは「R2015a」までとなっています．また，NIRS データの解析に特化したツールボックス「NIRS-SPM」[25] を使用したい場合には，このツールボックスが使用している SPM の関数が SPM8 のものであるため，MATLAB は R2015a 以下，SPM はバージョン 8 を使用してください．3D ディジタイザによりチャンネル位置を取得できる場合，NIRS-SPM を利用することにより各チャンネル位置を標準脳座標へ変換することが可能となり，標準脳座標上のチャンネル位置情報とその解剖学的情報が得られます．サンプルデータに付属している「MNIcoord.csv」も NIRS-SPM を用いてディジタイザ情報を解析した結果のファイルです．

引用・参考文献

1） https://jp.mathworks.com/pricing-licensing.html （2018 年 3 月現在）

2） https://jp.mathworks.com/programs/trials/trial_request.html （2018 年 3 月現在）

3） https://jp.mathworks.com/help/install/ug/install-mathworks-software.html （2018 年 3 月現在）

4） http://www.fil.ion.ucl.ac.uk/spm/ （2018 年 3 月現在）

5） バーバラ・ハーリヒ，片桐康雄：ヒューマンボディ 原著第 3 版，pp. 260-264，エルゼビア・ジャパン （2008）

6） 伊藤　薫：脳と神経の生物学 改訂版，pp. 95-111，培風館 （1982）

7） Hämäläinen, M., Hari, R., Ilmoniemi, R. J., Knuutila, J., and Lounasmaa, O. V.：Magnetoencephalography–theory, instrumentation, and applications to noninvasive studies of the working human brain, Rev. mod. Phys., **65**, 2, pp. 413-430 （1993）

8） 徳野博信 編，宮内　哲，星　詳子，菅野　巖，栗城眞也 著：脳のイメージング，ブレインサイエンス・レクチャー 3，pp. 43-48，共立出版 （2016）

9） https://jp.mathworks.com/help/matlab/creating_plots/greek-letters-and-special-characters-in-graph-text.html （2018 年 3 月現在）

10） 「LineSpec – ラインスタイル，マーカー，色」の項目を参照：
https://jp.mathworks.com/help/matlab/ref/plot.html （2018 年 3 月現在）

11） https://sccn.ucsd.edu/eeglab/index.php （2018 年 3 月現在）

12） 電極位置ファイルとして読み込むことの可能なフォーマット等についても掲載：
https://sccn.ucsd.edu/wiki/Channel_Location_Files （2018 年 3 月現在）

13） Srinivasan, R., Winter, W. R., Ding, J., and Nunez, P. L.：EEG and MEG coherence: measures of functional connectivity at distinct spatial scales of neocortical dynamics, J. neurosci. methods, **166**, 1, pp. 41-52 （2007）

14） Lachaux, J. P., Rodriguez, E., Martinerie, J., and Varela, F. J.：Measuring phase synchrony in brain signals, Hum. Brain Mapp. **8**(4), pp. 194-208 （1999）

15） Task Force of the European Society of Cardiology the North American Society of Pacing Electrophysiology: Heart rate variability. Standards of measurement, physiological interpretation, and clinical use, Circulation, **93**, pp. 1043-1065 （1996）

16） McCraty, R., Atkinson, M., Tiller, W. A., Rein, G., and Watkins, A. D.：The effects of emotions on short-term power spectrum analysis of heart rate variability, The American journal of cardiology, **76**, 14, pp. 1089-1093 （1995）

17） 坂井建雄：人体の構造と機能〔1〕解剖生理学，系統看護学講座 専門基礎分野，医学書院 （2014）

18） 小野弓絵：非侵襲生体信号の処理と解析—Ⅲ—心電図の計測，処理と解析，システム制御

情報学会誌, **62**, 6, (2018)

19) 増田　正：特集　人間工学のための計測手法　第4部：生体電気現象その他の計測と解析 (1), 人間工学, **51**, 6, pp. 400-405 (2015)

20) バイオメカニズム学会 編, 木塚朝博, 木竜　徹, 増田　正, 佐渡山亜兵 著：表面筋電図, バイオメカニズム・ライブラリー, 東京電機大学出版局 (2006)

21) 酒谷　薫 監修, 岡田英史, 星　詳子, 宮井一郎, 渡辺英寿 編：NIRS —基礎と臨床—, 新興医学出版社 (2012)

22) 江田英雄：関西先端研究センター特集　光による脳活動計測—バイオ・脳技術—生物・脳情報と情報通信技術, 情報通信研究機構季報, **50**, 3, pp. 63-76 (2004)

23) 星　詳子：機能的近赤外分光法：限界と可能性, J. Jpn. Coll. Angiol., 45, pp. 61-67 (2005)

24) http://bispl.weebly.com/nirs-spm.html#/ （2018年3月現在）

25) 開　一夫, 金山範明 編, 河内山隆紀, 松本　敦, 宮腰　誠 著：脳波解析入門：EEGLAB と SPM を使いこなす, 東京大学出版会 (2016)

索　引

【い・う】

一元配置分散分析　133
一般化線形モデル　107, 108
移動平均処理　88
ウィルコクソン順位和検定
　（マンホイットニーU検定）132
ウィルコクソン符号付き
　順位検定　130

【か】

加算平均処理　43, 52, 114
（脳波の）加算平均処理　105
（fNIRSの）加算平均処理　105
関　数　19

【き・く】

筋シナジー仮説　99
近赤外分光法　101
筋電図　82
クラスカル・ワリス検定　140

【さ・し】

酸素化ヘモグロビン　102
視覚誘発電位　45
時間周波数解析　74
事象関連電位　29
自発脳波　29
四分位範囲　140
神経筋接合部（神経終板）　83
心電図　59
心拍変動　59, 63
（誘発脳波の）振幅　46

【す・せ・そ】

随伴陰性変動　46
スピアマンの順位相関　154
整流・平滑化　85
セル配列　13
潜　時　29
（誘発脳波の）潜時　44
相関関係　154
相関係数　154

【た】

対応のない二元配置分散分析
　143
体性感覚誘発電位　45
多元配置分散分析　142
多重比較法　133
脱酸素化ヘモグロビン　102

【ち】

中央周波数　96, 97
聴覚誘発電位　45
聴性脳幹反応　45

【と】

トポグラフィマップ　39
トリガ　48
ドリフト除去　112

【な・の】

生データ　29
波括弧 ‖　13
脳波（EEG）　24
ノンパラメトリック検定　127

【は】

箱ひげ図　140
パラメトリック検定　127
パワースペクトル　31
反復測定モデルを考慮した
　一元配置分散分析　136

【ひ・ふ】

ピアソンの積率相関　154
光トポグラフィ　101
フリードマン検定　142
ブレインコンピュータ
　インターフェース　28, 47
ブロックデザイン　105

【へ・ほ】

平滑化　112
平均周波数　96, 97
ベースライン　46
ベースライン処理　47, 53
（脳波の）ベースライン処理　114

（fNIRSの）ベースライン処理
　114
ポアンカレプロット　79

【み・む・も】

ミスマッチ陰性電位　45
無相関検定　154
モークリーの球面性　138

【ゆ】

誘発電位　29
誘発脳波　29, 44

【れ・ろ】

連続ウェーブレット変換　41
ローパスフィルタ　88

【A・C】

AR モデル　77
area under the curve（AUC）116
average rectified value（ARV）
　法　85
csv 形式　85

【F・G】

F 検定　131
fNIRS　101
GLM　107

【H・I】

heart rate variability　59
HF　64
HRF（血流動態反応関数）　117
IEMG　85
interquartile range（IQR）　140

【L・M】

LF　64
MATLAB　1
maximal voluntary
　contraction（MVC）　85
modified Lambert-Beer law　105

【N・P】

N170　45
P300　45

P300 speller	48	RR 間隔	63
		S/N	28

【R・S】

RMS	91	
root mean square（RMS）法	85	

【その他】

%IEMG	95

%MVC	85, 95
1/f ゆらぎ（ピンクノイズ）	79
1 標本 t 検定	130
2 標本 t 検定	131

コマンド

【A】

abs	31, 42
aic	78, 81
annotation	15, 22
anovan	143, 159
anova1	134, 158
ar	78, 81
axis	79, 81

【B・C】

bar	134, 157
boxplot	140, 158
cd	7, 22
cell2mat	94, 100
clear	21, 23
colorbar	40, 42
contourf	75, 81
conv	119, 124
corr	154, 159
cumsum	97, 100

【D・E】

diff	68, 81
disp	80, 81
edit	16, 23
epsilon	137, 158
errorbar	134, 157
exist	147, 159

【F】

fft	31, 42
figure	8, 22
filtfilt	89, 100
find	36, 42
findpeaks	67, 81

【F】（続き）

fir1	89, 100
fitrm	137, 158
fix	37, 42
floor	70, 81
for … end	14, 22
freqz	90, 100
friedman	142, 159

【I・K】

importdata	86, 100
interp1	72, 81
ismember	51, 58
kruskalwallis	140, 159

【L】

legend	38, 42
length	9, 22
lillietest	129, 157
load	7, 22

【M】

mauchly	137, 158
max	40, 42
mean	40, 42
min	40, 42
mod	91, 100
multcompare	135, 158

【N・P】

num2str	80, 81
plot	8, 22
pyulear	78, 81

【R】

randperm	54, 58
ranksum	132, 157
ranova	137, 158
regress	121, 124

repmat	52, 58
rms	70, 81, 91, 100
round	52, 58

【S】

sampsizepwr	155, 159
save	21, 23
signrank	130, 157
spm_hrf	118, 124
std	70, 81
subplot	12, 22
sum	36, 42

【T】

table	137, 158
text	97, 100
title	11, 22
topoplot	40, 42
ttest	130, 157
ttest2	39, 42, 131, 157

【V・X】

vartest2	131, 157
vertcat	143, 159
xlabel	11, 22
xlim	12, 22

【Y・Z】

ylabel	11, 22
ylim	12, 22, 66, 81
zeros	37, 42

【その他】

コロン「:」	8
セミコロン「;」	8
チルダ「~」	51, 58
ドット「.」	32
パーセント「%」	11

―― 著者略歴 ――

2000年 早稲田大学理工学部電気電子情報工学科卒業
2001年 早稲田大学大学院理工学研究科修士課程修了(電気工学専攻)
2002年 早稲田大学人間総合研究センター助手
2003年 日本学術振興会特別研究員
2004年 早稲田大学大学院理工学研究科博士課程修了(電気工学専攻)
    博士(工学)
2005年 早稲田大学総合研究機構先端バイオ研究所講師
2006年 神奈川歯科大学講師
2010年 神奈川歯科大学准教授
2011年 明治大学准教授
2017年 米国イェール大学客員准教授
2017年 明治大学教授
    現在に至る

MATLABで学ぶ生体信号処理

Introduction to Biosignal Processing with MATLAB　　　　Ⓒ Yumie Ono 2018

2018年10月15日 初版第1刷発行
2025年4月10日 初版第5刷発行

検印省略	著　者	小　野　弓　絵
	発　行　者	株式会社　コロナ社
		代表者　牛来真也
	印　刷　所	新日本印刷株式会社
	製　本　所	有限会社　愛千製本所

112-0011 東京都文京区千石 4-46-10
発行所　株式会社　コロナ社
CORONA PUBLISHING CO., LTD.
Tokyo Japan
振替00140-8-14844・電話(03)3941-3131(代)
ホームページ https://www.coronasha.co.jp

ISBN 978-4-339-07245-7 C3047 Printed in Japan　　　　(三上)

JCOPY <出版者著作権管理機構 委託出版物>
本書の無断複製は著作権法上での例外を除き禁じられています。複製される場合は、そのつど事前に、出版者著作権管理機構(電話 03-5244-5088, FAX 03-5244-5089, e-mail: info@jcopy.or.jp)の許諾を得てください。

本書のコピー、スキャン、デジタル化等の無断複製・転載は著作権法上での例外を除き禁じられています。購入者以外の第三者による本書の電子データ化及び電子書籍化は、いかなる場合も認めていません。
落丁・乱丁はお取替えいたします。

計測・制御テクノロジーシリーズ

（各巻A5判，欠番は品切または未発行です）

■計測自動制御学会 編

	配本順		著者	頁	本体
1.	（18回）	計測技術の基礎（改訂版） ―新SI対応―	山﨑　弘郎 田中　充 共著	250	3600円
2.	（8回）	センシングのための情報と数理	出本　口多 光一郎 敏 共著	172	2400円
3.	（11回）	センサの基本と実用回路	中沢　信明 松井　利一 山田　功 共著	192	2800円
4.	（17回）	計測のための統計	寺本　顕武 椿　広計 共著	288	3900円
5.	（5回）	産業応用計測技術	黒森　健一 他著	216	2900円
6.	（16回）	量子力学的手法による システムと制御	伊丹・松井 乾・全 共著	256	3400円
7.	（13回）	フィードバック制御	荒木　光彦 細江　繁幸 共著	200	2800円
9.	（15回）	システム同定	和田・奥 田中・大松 共著	264	3600円
11.	（4回）	プロセス制御	高津　春雄 編著	232	3200円
13.	（6回）	ビークル	金井　喜美雄 他著	230	3200円
15.	（7回）	信号処理入門	小浜　畑田 秀文 村 望安 共著	250	3400円
16.	（12回）	知識基盤社会のための 人工知能入門	國藤　進 中田　豊久 羽山　徹彩 共著	238	3000円
17.	（2回）	システム工学	中森　義輝 著	238	3200円
19.	（3回）	システム制御のための数学	田村　捷利 武藤　康彦 笹川　徹史 共著	220	3000円
21.	（14回）	生体システム工学の基礎	福岡　豊 内山　孝憲 野村　泰伸 共著	252	3200円

定価は本体価格＋税です。
定価は変更されることがありますのでご了承下さい。

図書目録進呈◆

臨床工学シリーズ

（各巻A5判，欠番は品切または未発行です）

■監　　　修　日本生体医工学会
■編集委員代表　金井　寛
■編集委員　伊藤寛志・太田和夫・小野哲章・斎藤正男・都築正和

配本順			頁	本体
1.（10回）	医 学 概 論（改訂版）	江 部　　　充他著	220	2800円
5.（1回）	応 用 数 学	西 村 千 秋著	238	2700円
6.（14回）	医 用 工 学 概 論	嶋 津 秀 昭他著	240	3000円
7.（6回）	情 報 工 学	鈴 木 良 次他著	268	3200円
8.（2回）	医 用 電 気 工 学	金 井　　　寛他著	254	2800円
9.（11回）	改訂 医 用 電 子 工 学	松 尾 正 之他著	288	3300円
11.（13回）	医 用 機 械 工 学	馬 渕 清 資著	152	2200円
12.（12回）	医 用 材 料 工 学	堀 内　　　孝 村 林　　　俊共著	192	2500円
13.（15回）	生 体 計 測 学	金 井　　　寛他著	268	3500円
20.（9回）	電 気・電 子 工 学 実 習	南 谷 晴 之著	180	2400円

組織工学ライブラリ
―マイクロロボティクスとバイオの融合―

（各巻B5判）

■編集委員　新井健生・新井史人・大和雅之

配本順			頁	本体
1.（3回）	細胞の特性計測・操作と応用	新 井 史 人編著	270	4700円
2.（1回）	3次元細胞システム設計論	新 井 健 生編著	228	3800円
3.（2回）	細 胞 社 会 学	大 和 雅 之編著	196	3300円

定価は本体価格＋税です。
定価は変更されることがありますのでご了承下さい。

図書目録進呈◆

ME教科書シリーズ

（各巻B5判，欠番は品切または未発行です）

■日本生体医工学会編
■編纂委員長　佐藤俊輔
■編纂委員　稲田　紘・金井　寛・神谷　暸・北畠　顕・楠岡英雄
　　　　　　戸川達男・鳥脇純一郎・野瀬善明・半田康延

	配本順			頁	本体
A-1	（2回）	生体用センサと計測装置	山越・戸川共著	256	4000円
B-2	（4回）	呼吸と代謝	小野功一著	134	2300円
B-4	（11回）	身体運動のバイオメカニクス	石田・廣川・宮崎共著 阿江・林	218	3400円
B-5	（12回）	心不全のバイオメカニクス	北畠・堀編著	184	2900円
B-6	（13回）	生体細胞・組織のリモデリングの バイオメカニクス	林・安達・宮崎共著	210	3500円
B-8	（20回）	循環系のバイオメカニクス	神谷　暸編著	204	3500円
C-3	（18回）	生体リズムとゆらぎ ―モデルが明らかにするもの―	中尾・山本共著	180	3000円
D-1	（6回）	核医学イメージング	楠岡・西村監修 藤林・田口・天野共著	182	2800円
D-2	（8回）	X線イメージング	飯沼・舘野編著	244	3800円
D-3	（9回）	超音波	千原國宏著	174	2700円
D-4	（19回）	画像情報処理（Ⅰ） ―解析・認識編―	鳥脇純一郎編著 長谷川・清水・平野共著	150	2600円
D-5	（22回）	画像情報処理（Ⅱ） ―表示・グラフィックス編―	鳥脇純一郎編著 平野・森共著	160	3000円
E-1	（1回）	バイオマテリアル	中林・石原・岩﨑共著	192	2900円
E-3	（15回）	人工臓器（Ⅱ） ―代謝系人工臓器―	酒井清孝編著	200	3200円
F-2	（21回）	臨床工学(CE)と ME機器・システムの安全	渡辺　敏編著	240	3900円

定価は本体価格+税です。
定価は変更されることがありますのでご了承下さい。

図書目録進呈◆